Heinrich Steinfest

Gebrauchsanweisung fürs Scheitern

PIPER

Mehr über unsere Autoren und Bücher:
www.piper.de

Das erste Motto stammt aus:
Terry Eagleton, Hoffnungsvoll, aber nicht optimistisch

Das Zitat auf Seite 160 stammt aus:
Rudolf Kraus, alpha[ge]bet, Verlagshaus Hernals, Wien

Wir bedanken uns für die freundliche Abdruckgenehmigung.

ISBN 978-3-492-27733-4

Satz: Fotosatz Amann, Memmingen
Druck und Bindung: CPI books GmbH, Leck
Printed in the EU

Am Ende keinen Erfolg zu haben
heißt nicht unbedingt, versagt zu haben,
genauso wenig, wie tatsächlich alles gut ist,
wenn das Ende gut ist.

Terry Eagleton, *Hoffnungsvoll,*
aber nicht optimistisch

The world is divided into two classes –
invalids and nurses.

James McNeill Whistler,
amerikanischer Maler

Inhalt

Ein Nachwort als Vorwort oder Über den Christus an meiner Wand

Dieses Buch begann mit einem Scheitern, bevor noch der erste Satz geschrieben war. Denn eigentlich sollte es ja ein ganz anderes Buch werden. Ich hatte mir überlegt, welches Thema in der Reihe der literarischen Reise- und Lebensführer unbedingt noch zu verfassen sei, und war zu dem Entschluss gekommen, es bräuchte eine *Gebrauchsanweisung für das Leben nach dem Tod*. Beziehungsweise für die Reise dorthin.

Ganz verliebt in diese Idee, meldete ich dem Verlag meine Pläne, um zu erfahren, dass bereits Bruno Jonas an einem diesbezüglichen Werk arbeite und es demnächst erscheinen werde. Und das war nun auch der Fall: Bruno Jonas, *Gebrauchsanweisung für das Jenseits,* Piper, München 2018.

Ein österreichisches Schicksal!

Denn ich bin ja Österreicher.

In jener berühmten Travnicek-Doppelconférence von Gerhard Bronner und Helmut Qualtinger gibt es eine Szene, in welcher der von Qualtinger gespielte Travnicek davon spricht, die Schiffsschraube erfunden zu haben. Sein Gesprächspartner entgegnet, diese sei doch schon längst erfunden. Woraufhin Travnicek antwortet, ja, das habe er leider nicht gewusst. Und folgert: »Ein österreichisches Schicksal.«

Ein österreichisches Schicksal, das ziemlich gerecht über die ganze Welt mit ihren vielen irgendwie Zuspätgekommenen verteilt ist. Travniceks »Schiffsschraube« ist geradezu ein Symbol für all die Leider-nein-Millionäre und die kleinen und großen Bankrotteure, für Leute mit grandiosen Ideen, aber weniger grandiosen Umsetzungen, nicht zuletzt aber auch für die Zufrühgekommenen, für Leute, die Schiffsschrauben in die Welt gesetzt haben, bevor noch das Schiff erfunden wurde.

Okay, meine *Gebrauchsanweisung für das Leben nach dem Tod* konnte ich also im wahrsten Sinne »abschreiben«, weshalb ich zu überlegen begann, wovon ich sonst noch mindestens so viel Ahnung besitze wie vom Jenseits. Und kam rasch auf das Thema der *Niederlage*. Um aber festzustellen, dass, sobald ich Leuten von diesem Vorhaben erzählte, viele mich erstaunt fragten, ob denn nicht schon längt eine *Gebrauchsanweisung für Holland* auf dem Markt sei. Es bestand ein akustisches Missverständnis: Niederlande statt Niederlage. Darum wechselte ich in der Folge zum Begriff des Scheiterns, ohnehin das sehr viel bessere Thema. Die Niederlage scheint vor allem im Politischen, Militärischen und Sportlichen beheimatet und ist einer der Pole allerlei Wettbewerbe, das Scheitern aber ist fundamentaler, alltäglicher, »menschlicher«, es verbindet uns alle, basiert nicht immer nur auf Tatsachen, ist oft ein Gefühl. Niederlagen müssen wir erst einmal erleiden, um zu wissen, was das ist. Mit dem Gefühl des Scheiterns – zumal als sterbliche Wesen – werden wir bereits geboren und reagieren mit verständlicher Empfindlichkeit auf alles, was dieses Gefühl bestätigt.

Dennoch, diese Gebrauchsanweisung will natürlich auch ein lustiges Buch sein, weil in nichts so sehr wie im menschlichen Scheitern eine ungeheure Komik steckt, eine befreiende Kraft des Negativen, des Fragilen und Verbesserungswürdigen. Ein göttliches Zwinkern, das sich auf unsere niedergeschlagenen Lider senkt.

Ich weiß nicht so recht, warum, aber an dem Nachmittag, als ich die ersten lektorischen Kommentare zur Rohfassung dieser Gebrauchsanweisung erhalte und rein gar nicht weiß, wie ich es schaffen soll, die bereits bestehende Überlänge des Manuskripts mit all dem unter einen Hut zu bringen, was laut meinem Lektor noch fehlt oder anders besser wäre – also eine Hecke so zuzuschneiden, dass trotz faktischer Reduktion die Masse zunimmt –, in diesem Moment größter Unsicherheit fotografiere ich den Arbeitsraum in meiner Stuttgarter Wohnung, um das Foto an meine in der Wiener Heimat lebende Mutter zu schicken. Das Bild eines sehr ordentlichen, disziplinierten Raums: ein leer geräumter Tisch, dazu die brav in Reih und Glied dastehenden Bücher, natürlich auch akkurat gestapelte Türme von Manuskripten, die kein Karatemeister durchschlagen und kein Wrestler zerreißen könnte. Nicht zuletzt an der Wand eine leicht gelbliche, hölzerne Christusfigur sowie eine mit Goldfarbe bestrichene Schutzmantelmadonna.

Ich bin in einem atheistisch geprägten Haushalt aufgewachsen. Es war kein militanter Atheismus, der da gepredigt wurde, kein linker, kein philosophischer, mehr ein Atheismus der Verwunderung darüber, dass Menschen auf die Idee kommen, in einer sichtbaren Welt Vorstellungen über das Unsichtbare zu entwickeln. In erster Linie aber bestand ein Aufbegehren gegen den Umstand, aus einer Kirche austreten zu müssen, in die man willentlich ja noch gar nicht eingetreten war. Und im Falle der katholischen Kirche auch gar nicht wirklich austreten kann, der Austritt ist nur eine Illusion jener ewig Getauften, die sich quasi das Begehen ihrer kirchenrechtlichen Straftat – der Apostasie – dadurch versüßen, in Zukunft keine Kirchensteuer mehr bezahlen zu müssen. Nur logisch, dass meine Eltern mich gar nicht erst taufen ließen.

Ich schicke also dieses Foto meines Arbeitsplatzes und Arbeitsraums an meine Mutter, wie um mir zu beweisen, dass, obgleich Chaos in meinem Kopf herrscht, in meiner Wohnung Ordnung und Übersicht walten. Vielleicht auch bin ich ihr einfach mal wieder eine Nachricht schuldig, habe mich aber völlig leer geschrieben. Darum ein Foto, das zwar nicht mehr als tausend Worte sagt, ein paar aber schon.

Ein Foto, das in der Folge auch meine Mutter zu ein paar Worten anregt.

Dass in meiner Wohnung ein Christus hängt, irritiert sie natürlich. So wie alle Eltern, die sich fragen, was sie bloß falsch gemacht haben in ihrer Erziehung. Der Friedensaktivist, dessen Sohn Offizier wird, mag es so wenig fassen wie die Immobilienmaklerin, deren Tochter eine Karriere beim Mieterschutzbund anstrebt. Umgekehrt wundert es kaum jemanden, wenn Kinder aus einer Familie, in der die Erwachsenen ständig alle Zimmer vollqualmten, froh sind, wenn sie den Rest ihres Leben in raucherfreien Zonen verbringen können.

Meine Mutter ist mir nicht böse. Sie wundert sich nur, umso mehr, als ich noch immer ungetauft bin, noch immer konfessionslos, aber zu Hause einen Christus hängen habe. Die goldene Schutzmantelmadonna kann man noch verstehen, sie ist aus Mariazell und vermittelt schon sehr stark dieses »Wenn es nichts nützt, schadet es zumindest nicht«. Einmal in Mariazell gestrandet – Atheist hin oder her –, nimmt man halt gern ein Andenken mit.

Der einfache, fast weiße Christus hingegen, in seiner Haltung des Gekreuzigten, aber ohne Kreuz, ist zu fundamental, zu ernst, zu schmucklos. Noch dazu in diesem Arbeitszimmer hängend, über den Stößen von Manuskripten.

Meine Mutter schreibt mir dazu das Folgende: »Welche Beziehung hast Du zum Jesus? Imponiert er Dir als Mensch? Oder ist es das Leid, welches man ihm angetan hat?«

Eine wirklich gute Frage. Ist es das Leid, an dem ich so hänge?

Man denkt nur selten daran, weil man sich derart an den Gekreuzigten gewöhnt hat. Aber es ist doch verwunderlich, dass die Menschheit, die so gerne in Heldenposen und Siegesräuschen, in Triumphgesten und Führerkulten denkt, einen ihrer wichtigsten »Superhelden« in einem Moment schrecklichster Demütigung und offenkundiger Hilflosigkeit zeigt. Ihn im Augenblick seines Scheiterns dokumentiert, ja, dieses Scheitern zum grundlegenden »Markenzeichen« macht: das Kreuz (immerhin das Todeswerkzeug der Feinde) sowie den gekreuzigten Menschen. Statt etwa die so viel würdevollere, geradezu triumphatorische Auferstehungsszene. Abgesehen von all den für einen Superhelden typischen Handlungen des Übermenschlichen, übers Wasser laufen und Ähnliches.

Aber nein, es ist der ans Kreuz Genagelte, Verblutende, Sterbende, der zumindest nach Markus und Matthäus seinen Gott fragt, warum er ihn verlassen hat, und den es laut Johannes ganz menschlich *dürstet* und welcher laut dem späten Lukas – schon etwas übermenschlicher – um Vergebung für jene bittet, die ihn überhaupt erst in diese Lage gebracht haben. Dieser wunderfähige Mann, der auf dem Kreuz verbleibt, anstatt von ihm herunterzusteigen, wie von einigen erwartet und erhofft. Und den wir Abertausende Male verbildlicht genau in diesem Moment seines Scheiterns festhalten.

Ist das der Grund, dass er hier an meiner Wand hängt? Gottes Sohn als ein an der Menschheit Gescheiterter. Der dabei aber – ich muss es einfach sagen – eigentümlich schön ist. Bei aller Qual, bei aller Erniedrigung, bei allem geradezu anmaßenden Gewicht, das darin besteht, die Sünden der Menschen auf die eigenen Schultern zu nehmen. Und zwar gleich mal für die nächsten zweitausend Jahre, in denen ja einiges geschehen wird abseits von Liebe und Fürsorge und freundlichem Umgang beim Anstellen an den Futtertrögen der Welt.

Die Welt ist Scheitern.

Der Mensch ist Scheitern.

Und all das besitzt eine Schönheit, die zu definieren sich dieses kleine Buch auf den Weg macht. Wie auch einiges an Hässlichkeit.

Die gescheiterte Hoffnung

Denke nicht ans Gewinnen, doch denke darüber nach,
wie du nicht verlierst.
Funakoshi Gichin,
Die 20 Regeln

Denke nicht ans Verlieren, doch denke darüber nach,
wie du nicht gewinnst.
Unbekannter Mann

Als ich vielleicht zehn, elf Jahre alt war, fiel mir ein Buch über Segelboote in die Hände. Dieser Bildband war sicher der Ausgangspunkt vieler in meiner Jugend angefertigter Zeichnungen derartiger Boote, so wie dieses Buch vielleicht auch sehr viel später dazu beigetragen hat, dass einige Segelszenen in meinen Romanen auftauchten. Ich selbst war allerdings nur ein einziges Mal segeln, so mit vierzehn etwa, ein Wochenendausflug mit meinem oft absenten Vater und meinem Bruder. Ein Ausflug, der seinen Höhepunkt darin fand, dass wir auf dem für seine geringe Wassertiefe bei gleichzeitiger Gefährlichkeit bekannten Neusiedler See kenterten. Wir waren nicht die Einzigen. Überall auf dem von starkem Wind aufgepeitschten Wasser sah man die liegenden Boote von Ausflüglern. Es hatte etwas von einer Regatta für Waagrechtsegler.

Mein Vater war ein aus vielen Demütigungen heraus entstandener Mann des Siegens, den dieses Missgeschick schrecklich ärgerte und der keinesfalls vom Bootsverleiher gerettet werden wollte, welcher an diesem Tag sein Geschäft weniger mit dem Verleih der Boote als ihrer Rückholung machte.

Wir standen da im Wasser, die Füße im weichen Schlamm wie in einer saugenden Muschel, und versuchten unter den Anweisungen meines Vaters, das Boot wieder in die Senkrechte zu befördern. Ich meine, mich an meine Angst zu erinnern, Angst vor dem Wasser, Angst, etwas falsch gemacht zu haben, Angst, dieses Boot nie und nimmer zum »Aufstehen« bewegen zu können. Eher schien mir das Boot wie eines dieser in Wildwestfilmen umgeschossenen Pferde, einerseits. Andererseits empfand ich mit großer, berauschender Plötzlichkeit, wie sich hier ein ersehnter Zustand einstellte: Familie zu sein. In diesem Moment des Scheiterns und der Angst spürte ich eine große Nähe zu dem während seiner seltenen Besuche mir stets so fremden Erzeuger. Einen verrückten Moment lang dachte ich mir, dass dieser »Unfall« uns auf ewig zusammenschweißen würde. Aber klar, wir mussten natürlich zusehen, der Schmach des Abgeschleppt-und-aus-dem-Wasser-gezogen-Werdens zu entkommen, schafften es tatsächlich, das »Pferd« wieder auf die Beine zu befördern, wären dann aber beim Hineinklettern beinahe erneut gekentert … Fast wünschte ich mir eine kleine, uns verbindende Komödie wiederholten Kenterns.

Doch wir blieben oben und begannen, mit einem Eimer und bloßen Händen das Wasser aus dem Inneren des Boots zu schöpfen. Um in der Folge unter einigen Mühen an einen Ufersteg zu gelangen, ein Abflauen des Windes abzuwarten und schließlich die Rückfahrt anzutreten. Es gelang. Sehr zum Erstaunen des Bootsverleihers, der gehofft hatte, uns kostenpflichtig retten zu müssen. Nachher erhielt diese Geschichte innerhalb der Familienhistorie diverse Ausschmückungen, die den Sturm heftiger, die Situation dramatischer und den Ärger des Bootsverleihers ärgerlicher erscheinen ließen. Ich dachte noch lange an diese gewisse familiäre Verbundenheit, als wir da mit einem Mal im Wasser standen. Das Glück im Moment des Scheiterns und weniger im Moment des Gerade-noch-davongekommen-Seins.

Es war also drei, vier Jahre davor, als ich auf besagtes Buch übers Segeln stieß, einen Band mit vielen tollen Bildern, auf denen die Ozeane, über welche die Schiffe fuhren, wie eine Bühnenfassung des romanhaften Neusiedler Sees wirkten. Was mich dabei am meisten faszinierte, waren gar nicht so sehr die großen Jachten und gewaltigen Dampfer, sondern die im wahrsten Sinne *handlichen* Boote der Einhandsegler. Wobei ich noch lange vermutete, dies würde eben nicht nur bedeuten, dass hier ein Mann oder eine Frau ganz alleine segelte, sondern vor allem, dass er oder sie das Steuerrad immer nur mit einer Hand bediente. Dies hatte in meiner Vorstellung eine ungemeine Würde und Souveränität. Wie man sich einen großen Bildhauer denkt, der eine Figur mit nur einer Hand modelliert, in der anderen aber elegant eine Zigarette hält. Und zwar vor lauter Überheblichkeit mit seiner schlechteren Hand – also mit der schlechteren Hand die Figur modelliert, mit der besseren die Zigarette hält.

Eine der Abbildungen in diesem Buch ist mir bis heute in Erinnerung geblieben. Darauf ist ein kränklich blasses Boot bei ruhiger See zu erkennen. Blass und verlassen. Ich weiß noch, dass die Bildunterschrift irgendwelche Hinweise darauf lieferte, wie sehr das Einhandsegeln nicht allein den menschlichen Körper herausfordere, sondern eben auch den menschlichen Geist, und zu immensen psychischen Problemen führen könne. Man bedenke die Isolation über einen so langen Zeitraum.

Genau das musste dem »einhändigen« Mann zugestoßen sein, der auf diesem Boot gewesen war, das mich, den Zehn- oder Elfjährigen, so fasziniert hatte. Ein *trauriges* Boot. Und erst sehr viel später würde mir der Anblick eines anderen Fahrzeugs der Meere ein ähnliches Gefühl vermitteln. Ein Schiff, das man kaum sieht, derart ist es von arktischen Eisblöcken zugedeckt. Und doch ist es gerade mittels seines Verschwindens das zentrale Objekt.

So, wie ich lange glaubte, Einhandsegler seien in lässiger Weise nur ihre Rechte oder Linke gebrauchende Gelehrte der Einsamkeit, so dachte ich auch lange, dass der Titel dieses bestimmten Bilds von Caspar David Friedrich *Die gescheiterte Hoffnung* laute. Und unter diesem Titel ist es ja auch heute noch bestens bekannt. Allerdings ist seit 1965 kunsthistorisch erwiesen, dass es sich bei diesem Titel um eine Verwechslung handelt und er, der Titel, sich eigentlich auf das bereits 1822 entstandene Polarbild *Ein gescheitertes Schiff auf Grönlands Küste im Wonne-Mond* (auch *Misslungene Nordpolexpedition* oder *Die zertrümmerte Hoffnung*) bezieht. Darauf ein ähnlich von Eisschollen zerdrücktes Schiff zu sehen ist. Ein Wrack, auf dessen Resten man den Schiffsnamen lesen kann: *Hoffnung*. Dieses Bild gilt allerdings sei 1868 als verschollen. Während das allgemein bekannte zweitgemalte seit 1905 in der Hamburger Kunsthalle hängt und nun *Das Eismeer* heißt. Was aber nichts daran ändert, dass man bei seinem Anblick meint, die »gescheiterte Hoffnung« zu sehen, möglicherweise sogar ein Schiff, das den gleichen Namen trägt wie jenes auf dem davor gemalten und nun verschollenen.

Ich glaube, es ist dies wirklich ein Gemälde, das in den Köpfen der Europäer festsitzt. Bewusst oder unbewusst. Sowohl in Kombination mit dem Namen des Malers und seiner Bedeutung als auch in Form einer irgendwo aufgeschnappten Abbildung. Es ist geradezu die gemalte Hymne auf das Scheitern. Im Falle des Künstlers selbst bezieht sich dies auf die vielen nicht erfüllten Hoffnungen in der Zeit des Vormärz sowie auf den Umstand von Friedrichs damals bereits verblassendem Stern. Es brauchte darum das 20. Jahrhundert mit seiner Begeisterung für die Leere, um die betörenden Einsamkeitsbilder dieses Künstlers wieder in den Blickwinkel eines großes Publikums zu rücken.

Ohne noch viel über den Hintergrund dieses Bilds zu wissen, empfand ich schon beim ersten Mal, als ich es in der verkleinerten Form einer Kunstkarte sah, dennoch die tiefe Wahrheit seiner Aussage. Wie sehr eben die Hoffnung an das Scheitern gebunden ist. Wie banal eine Welt wäre, in der sämtliche Hoffnungen sich erfüllten. Weil nämlich in einer solchen Welt Bilder wie dieses von Friedrich gar nicht entstehen würden. Es braucht das Unglück, um darüber berichten zu können. Und natürlich schafft das Unglück die Kunst und die Philosophie. Und eigentlich alles, was ständig damit beschäftigt ist, das Unglück zu verhindern oder es erträglich zu machen oder auch nur es zu begreifen. Unentwegt geschehen Fehler, erfolgen Irrtümer, passieren Missgeschicke.

Man wird mir entgegenhalten, dass doch auch vieles gut geht. Ja, es geht aber darum gut, weil wir so verzweifelt wie verbissen gegen die Natur des Schlechtgehens ankämpfen. Die Welt ist ununterbrochen dabei, auf einer Bananenschale auszurutschen. Und ununterbrochen dabei, Bananenschalen aus dem Weg zu räumen.

Als ich mich jetzt an dieses Bild einer verlassenen Segeljacht erinnere und dabei an die Traurigkeit, aber eben auch Rührung, die der Anblick in mir auslöste, beginne ich zu recherchieren und stoße auf einen Mann namens Donald Crowhurst. Und bin mir bald sicher, dass es sich bei ihm um jenen Einhandsegler handelt, dessen verlassenes Boot, ein Trimaran namens *Teignmouth Electron*, mir als Kind ein Gefühl gab für die bittere Süße des Scheiterns.

Obgleich ich also den Namen des Boots und den Namen des Mannes zu diesem Boot bald kenne, kann ich gleichzeitig in der Menge von Fotos, die das Internet anbietet, nicht das eine Bild aus dem Buch meiner Kindheit ausmachen. Viele ähnliche, aber nicht dieses eine. (Es bereitet uns zwischenzeitlich auch eine gewisse Freude, etwas *nicht* zu finden. Etwas nicht zu finden erscheint fast wie ein Beweis dafür, dass es wirklich existiert oder existiert hat.)

Was ich freilich gleich entdecke, sind die vielen Hinweise darauf, es komme soeben ein Film mit Colin Firth in der Rolle des Donald Crowhurst in die Kinos, ein Film *nach einer wahren Begebenheit*. Was immer ein wenig so klingt, als würde sich jemand für ein Ausweiden der Realität entschuldigen.

Spiegel Online hatte siebenundvierzig Jahre nach den Ereignissen getitelt: *Der Mann, der sich um den Verstand segelte.* Während die *FAZ* zwei Jahre später sich zu einem *Er wollte Meer* aufschwang. Dürfte auch ich einen derartigen Titel auswählen, ich würde sagen: *Der Ed Wood des Segelns.*

Das Faszinierende an dieser Geschichte ist sicherlich die Blindheit des Akteurs für die Realitäten. So wie die extreme Vermessenheit, mit der er sich an einem Weltereignis beteiligte.

Als die *Sunday Times* 1968 eine Trophäe namens Golden Globe für die erste Nonstop-Einhand-Weltumsegelung auslobt sowie einen beträchtlichen Geldpreis für den, der dabei am schnellsten sein würde, gehen neun »einhändige« Männer ins Rennen. Darunter mit dem Briten Donald Crowhurst ein absoluter Amateur und Dilettant. Ein Wochenendsegler, der im Zuge solcher Hybris zum »mystery sailor« wird.

Dieser mysteriöse Segler sticht als letzter der Mitbewerber mit seinem Trimaran von Teignmouth aus in See, mit einem Boot, das erst kurz zuvor fertiggestellt worden war und schon bei der Überfahrt zum Startort erhebliche Probleme bereitet hatte. Statt der veranschlagten drei Tage war eine ganze

Woche benötigt worden. Ähnlich wie mit diesen Hunden, die, mehrere Querstraßen bevor man den Tierarzt erreicht, ihre Körper versteifen und in erstarrter Haltung und mit gespreizten Beinen über den Gehweg geschleift werden müssen. Denn bei aller Dramatik, diese Geschichte trägt auch die Züge einer Allerweltsgeschichte, bei der nämlich ein kleines Scheitern ein großes vorbereitet.

Da ist ein Mann, der hat Familie, und er hat Schulden. Er ist Besitzer einer winzigen Firma, die ein einziges Produkt herstellt, ein Funkpeilgerät. Und er ist ein Freizeitsegler. Er hat also etwas Ahnung von der Materie, aber das haben eben auch Leute, die einen Führerschein besitzen, trotzdem jedoch keinen eigenen Formel-1-Stall gründen, um Ferrari oder Mercedes das große Geld streitig zu machen.

Es wurde oft gesagt, Crowhurst sei während dieser Fahrt verrückt geworden, doch ich denke, das war er schon vorher. Auf eine bürgerliche Weise. Natürlich musste er wegen seiner angespannten finanziellen Situation ein Wagnis eingehen. Er hätte eine zweite Firma gründen können, um damit die erste zu retten, er hätte auswandern, eine Bäckerei eröffnen, Heilmasseur werden oder in die Fabrik gehen können. Aber es ist ähnlich wie beim Lotto. Es braucht ein Spiel, um an die eigene Rettung zu glauben. Alle Übertreibungen auf der Welt besitzen den Charakter eines Spiels. Das gilt für den Aktienhandel wie für das Immobiliengeschäft, für das Anhäufen von Positionen wie für das Aufstellen von Rekorden. Im Spiel wirkt die Übertreibung als das Normale. Und dazu wird es ja auch. Doch bei aller behaupteten Risikoabwägung ist der Spielende eigentlich immer ein Hasardeur. Der Spieler verachtet nicht das Scheitern, aber er verachtet, es in Erwägung zu ziehen.

Es existiert neben dem aktuellen Spielfilm mit Colin Firth auch ein sehr genauer und intensiver Dokumentarfilm mit dem Titel *Deep Water.* Darin eine ganz wunderbare Szene, als

Crowhurst am letztmöglichen Tag, dem 31. Oktober 1968, ins Rennen geht (und jeder andere Tag als der letztmögliche hätte ihm widersprochen). Man sieht aber nicht einen trainierten, drahtigen, in irgendeiner Weise an den Unser-aller-Seemann erinnernden Jacques-Yves Cousteau, sondern einen leicht schwammigen Enddreißiger, der den gleichen hellen Pullover mit V-Ausschnitt und die gleiche dünne Krawatte trägt wie schon zuvor in einigen seiner Interviews. Im Arm einen Pappkarton, als hätte er gerade seinen Schreibtisch aufgeräumt, dazu eine Aktentasche aus Leder, prall gefüllt. Man könnte darin die Jausenbrote für die nächsten drei Wochen vermuten. In der Tat, der Mann sieht aus wie ein kleiner Beamter, der kurzfristig sein Büro wechselt. Vom Lande zu Wasser.

Als er auf dem Weg zum Boot seiner Familie begegnet, blickt seine Frau ihn mit einem Ausdruck an, der zu besagen scheint: »Schatz, willst du den Unsinn nicht lassen?« Dann aber zuckt sie mit der Schulter und fragt ihn: »How many can you manage?« Sie meint nicht die Seemeilen, sondern die gemeinsamen Kinder. Wie viele von ihnen noch kurz an Bord kommen dürfen. Es sind dann alle vier, die drei Jungs und das Mädchen samt der Mutter, die in einem kleinen Boot hinüber zur Jacht fahren. In der wackeligen Schaluppe hat sich etwas Wasser gesammelt, darin sich der Himmel spiegelt. Eine Prozession.

Crowhursts Frau mag gehofft haben, ihr Mann werde es nicht einmal schaffen, überhaupt nur aus der Bucht hinauszugelangen. Und damit zwar tragikomisch, aber ohne Beeinträchtigung seiner Gesundheit auf dieser ersten Seemeile scheitern. In der Tat präsentieren die schwarz-weißen Filmaufnahmen einen Mann, der gleich zu Beginn größte Schwierigkeiten mit einem der Segel hat. Er wirkt gänzlich deplatziert, verlassen und verzweifelt. Geradezu zeichentrickhaft linkisch ob einer Realität, die sich aus starkem

Wind und wildem Wasser und dem Umstand zusammensetzt, dass der Mensch auf dem Meer eigentlich so wenig verloren hat wie in den hohen Lüften oder in einem Computerprogramm.

Aber es muss sein!

Gleich darauf liefert uns die Kamera Bilder – und zwar mit einem Mal in Farbe –, die zeigen, wie es auch gehen kann: aufgeblähte Segel, ein rasch dahinziehendes Schiff, der nackte, muskulöse, braun gebrannte Körper von Bernard Moitessier, dem Favoriten des Rennens. Hier haben wir unseren Cousteau! Eine harmonische Verbindung von Mensch und Vehikel. Eine Symbiose, die wie auf einer ungemein elastischen Schiene übers stark bewegte Meer dahinzuziehen scheint.

Sodann wieder Originalaufnahmen, die von Crowhurst stammen. Diesmal ebenfalls in Farbe, aufgenommen mit einer 16-mm-Kamera. Aber was für Farben?! Farben wie auf einem Gemälde von Maria Lassnig: Angstfarben, Krankheitsfarben, Farben der Verstörung, als wäre alles – Mann, Boot, Meer und Himmel – infiziert.

Immerhin offenbart sich Crowhurst in diesen blassen »Ein-Hand-Filmen« als der erwünschte Seemann. Er spielt ihn. Seine Logbücher hingegen sollen später die Wahrheit enthüllen, etwa die immensen technischen Schwierigkeiten eines unwilligen Boots und einer ungenügenden Ausrüstung. Schwierigkeiten, die sich auf eine verrückte Weise bereits ankündigt hatten, als bei der Einweihung der *Teignmouth Electron* die obligate Champagnerflasche nicht zerschellen wollte und dies erst beim dritten Versuch gelang, nachdem ein Helfer die Flasche mit aller Gewalt gegen den Bug gedonnert hatte.

Es ist schwer zu beweisen, wann genau Crowhurst begann, sich eine Hochstapelei zu überlegen, die darin bestehen sollte, im Atlantik zu verbleiben und mittels falscher

Daten betreffs seiner zurückgelegten Wegstrecken eine Weltumsegelung vorzutäuschen. Ich glaube, dass er diese Möglichkeit bereits im Kopf hatte, als er in See stach, nicht als eine Möglichkeit des Betrugs, sondern eine Möglichkeit, seine Inszenierung fortzuführen. Denn eine Inszenierung war es ja von Anfang an, auch dank eines von ihm engagierten PR-Beraters und Journalisten. Die mitfiebernde Welt wollte betrogen werden.

Natürlich war Crowhurst nicht nur ein Lügner, sondern auch ein verzweifelter Mensch, der sich in dem Dilemma befand, bei einer Weiterfahrt in gefährliche Gewässer zu geraten und mit größter Wahrscheinlichkeit zu kentern, bei einer demütigen Rückkehr nach England hingegen das für den Menschen am schwersten zu ertragende Gefühl aushalten zu müssen: die Scham.

Die Angst vor der Peinlichkeit, vor der Demütigung, der Schmach, verführt uns ständig dazu, uns Ausreden einfallen zu lassen. Also Bauchschmerzen vorzutäuschen, um nicht über eine Hürde springen zu müssen. Ausreden und Gegenmittel. Was tun wir nicht alles – von Beruhigungspillen angefangen über Yoga, Atemtechniken bis hin zum wohl probatesten Mittel, nämlich der Arroganz –, um eine Schüchternheit, die eigentlich ganz natürlich ist, zu kaschieren. Unsere roten Backen während einer Rede verschwinden zu lassen, dieselben roten Backen, die wir bei kleinen Kindern so süß finden, die uns aber spätestens ab der Pubertät als Ausdruck einer Inkontinenz erscheinen. Als stünde uns eine Form von Bettnässerei ins Gesicht geschrieben.

Das ist nicht übertrieben.

Als ich diese Zeilen schreibe, lese ich die Nachricht, in den USA habe sich ein Kandidat für das Amt des Bundesrichters als ahnungslos und inkompetent erwiesen, als eine Lachnummer. *Spiegel Online* titelt genüsslich *Trumps Richterkandidat blamiert sich mit Wissenslücken.* Und tatsächlich, wenn man sich die Videos von der Anhörung ansieht, präsentieren sie uns einen stotternden, lavierenden, verunsicherten Mann, der seine ungenügende Erfahrung und seine fehlenden Kenntnisse etwa in Fragen zentraler Rechtsprinzipien öffentlich eingestehen muss. Videos, die dann prompt im Internet zu »Rennern« werden. Die Schadenfreude ist groß, immerhin betrifft es einen Kandidaten des amtierenden amerikanischen Präsidenten, und dieser Präsident ist ja selbst ein Meister der Wissenslücken, aber eben ein Meister, ein Großmeister, der es versteht, den leeren Raum solcher Lücken wort- und gestenreich auszuschmücken, zu tapezieren. Während der in gänzlich ungeschmückten Lücken sich verlierende Richteranwärter ein Bild des Elends abgibt und nach dem Fiasko seine Kandidatur zurückzieht.

Natürlich, ich bin kein Freund dieses Präsidenten, der auf eine faszinierende Weise zu den widerwärtigsten Menschen auf unserem Planeten zählt, und gleich bei der Überschrift überkommt mich Freude. Als ich dann aber das zum »Renner« gewordene Video sehe, wie hier ein Mensch die Folter einer Befragung erfährt, diese ganze erniedrigende Schulzimmersituation, noch bereichert dank einer weltweiten *Ausstrahlung*, empfinde ich eine tiefe Scham. Und so geht es uns doch allen, oder? Klar, wir lachen und höhnen oder schütteln angewidert oder fassungslos die Köpfe, aber im Grunde leiden wir in solchen Momenten mit dem Erniedrigten mit. Unser Spott ist unsere Tarnung dafür, wie nahe uns diese von einem anderen erlebte Demütigung geht, weil sie unseren eigentlichen Kern, unsere fundamentale Angst bildet.

Jede schamvolle Situation – die eigene wie die bei einem Fremden erlebte – ist eine Erinnerung an diesen Kern, ein Widerhall. Ein Widerhall, der noch stärker wird, wenn diese Scham in den Gesichtern unserer Nächsten eine Entsprechung findet. In den Gesichtern unserer Eltern, unserer Kinder, unserer Partner, all der Menschen, die wir enttäuschen, indem wir das Falsche tun, einen Fehler begehen, peinlich sind, komisch, lächerlich, absurd. Wenn wir ertappt werden, etwas vorzugeben, was wir nicht sind. Das ist ja der Schlamassel, sich nicht mit der Souveränität dessen bewegen zu können, der man tatsächlich ist – und das wäre dann eben auch eine Souveränität im Umgang mit den eigenen Fehlern und Makeln –, sondern in einer Verstellung auftreten zu müssen, einer Verkleidung, auf unsichtbaren Stelzen balancierend, die ihre Unsichtbarkeit einbüßen, sobald wir von ihnen herunterfallen.

Max Frisch schreibt in einem seiner Tagebücher: »Selbstvertrauen ist nicht komisch, stolpern ist nicht komisch; nur beides zusammen.«

Es muss für Crowhurst unerträglich gewesen sein, wie er da im Meer festsaß. Zusätzlich zur Lüge des raschen Weiterkommens hatte er verbotenerweise auch noch Land anlaufen müssen, um eine dringend nötige Reparatur an seinem Boot vorzunehmen. Eine Rückkehr nach England unter dem Vorwand, die Welt umrundet zu haben, wurde immer undenkbarer. Man würde den Schwindel durchschauen. Crowhurst musste sich ausmalen, wie es sein würde, mit einer solchen »Entblößung« vor seine Frau und seine Kinder hinzutreten.

Am Ende des Romans *Der Schüler Gerber*, verfasst von Friedrich Torberg im Jahre 1930, stürzt sich der Prüfling Kurt Gerber aus dem Fenster des Schulgebäudes, und zwar noch bevor das Ergebnis seiner Matura bekannt gegeben wird. Es ist die unerträgliche Schuld, die er gegenüber dem Vater empfindet, einem Vater, der wie alle Väter *nur* will, dass der Sohn Erfolg hat, dass er weiterkommt, nicht stecken bleibt in einer maturalosen und darum sauerstoffarmen Sphäre. Darum liegt die böse Ironie auch gar nicht darin, dass Gerber – wie sich nach seinem Tod herausstellt – die Matura bestanden hätte. Er stirbt ja nicht an einer bloß befürchteten ungenügenden Mathematiknote, sondern an der Vorstellung, was er mit dieser ungenügenden Note seinem Vater antun könnte. Welche tiefe Scham er beim Vater auslösen würde. Die im vertrauten Fremden ausgelöste Scham ist wohl die größte.

Nachdem der renommierte Segler Knox-Johnston als erster aller Teilnehmer die Welt umsegelt hatte – allerdings bereits im Juni gestartet und damit recht lange unterwegs gewesen war – und nachdem fünf andere Bewerber ausgefallen waren, blieben nur noch drei im Rennen für den Preis des Schnellsten. Doch ausgerechnet der mit deutlichem Abstand in Führung liegende Cousteau'sche Franzose Moitessier verzichtete mit der Überheblichkeit und dem Schöpferwillen eines Künstlers, der er sicherlich war, kurz vor der zweiten Überquerung des Äquators darauf, weiter Richtung Plymouth zu segeln. Er ließ den Sieg achtlos liegen und entschied sich, umzukehren und Tahiti anzusteuern. Wenn Crowhurst der Ed Wood unter den Einhandseglern war, dann war Moitessier logischerweise ihr Gauguin. Ein Mann, der tatsächlich mittels eines Verzichts ein Kunstwerk schuf. Wie Kunst ja oft genau dadurch zustande kommt, dass etwas weggelassen wird.

So ergab sich die absurde Situation, dass nur noch der Südafrikaner Nigel Tetley sowie Donald Crowhurst für den dotierten Preis der schnellsten Nonstopumsegelung infrage kamen. Beide im Sattel eines Trimarans sitzend.

Klar, Crowhurst hatte sein Boot kaum noch so richtig zugeritten. Seine Idee bestand nun darin, das Dilemma dadurch zu lösen, dass er zwar auf dem gleichen Weg nach England zurückkehren wollte, auf dem er es verlassen hatte, aber erst hinter Tetley als Zweiter ins Ziel kommen wollte. Er meinte zu Recht, dass die Aufmerksamkeit und damit auch die Überprüfung etwa der Logbücher ganz dem Erstplatzierten zuteilwerden würde. Er hoffte auf den Schatten des Siegers, um in diesem Schatten stehend ohne Ehrverlust sein Abenteuer beenden zu können. Finanziell ruiniert, das schon, aber immerhin jene Würde beibehaltend, die praktisch den zweiten Kern in unserem Wesen bildet. Den Gegenpol zur Scham.

Wenn es einen Deus ex Machina gibt, gibt es wohl auch einen Diabolus ex Machina, also einen Teufel aus der Maschine. Denn so wenig der Teufel sich in die hausgemachten Kriege, den Waffenhandel oder in die Pornografie mischen mag, er setzt dennoch böse kleine Wendungen in das Leben der Menschen. Wendungen, die zu perfiden Pointen führen.

Tetley hatte zwar bereits seinen Ausgangspunkt erreicht und damit die Welt umsegelt, aber es fehlten ihm noch 9300 Kilometer, um das Rennen wirklich zu Ende zu führen. Dabei hätte er sein bereits stark angeschlagenes Boot schonen müssen und wäre dazu auch bestens in der Lage gewesen. Er hätte in der allergemächlichsten Weise seinem Sieg entgegensegeln können. Stattdessen vermutete er den Konkurrenten Crowhurst dicht hinter sich – die Lüge hatte jetzt vollkommen die Realität erobert – und fuhr darum bis ans Limit. Versuchte in großer Sorge um den Sieg, alles aus seinem Boot herauszuholen. Aber das Boot konnte nicht mehr. Es brach auseinander, sank, und Tetley musste von Bord.

Crowhurst hatte in dieser Situation die Qualität eines Gespenstes besessen, eine immaterielle Qualität. Allerdings war nun seine Chance dahin, als ein vom Sieger *eingeschatteter* Zweiter einzulaufen. Als Erstplatzierter hingegen würde er streng befragt und würden seine Logbücher überprüft werden, nicht zuletzt von Leuten, die ohnehin schon länger vermuteten, etwas an der Sache sei faul. Sein Schwindel würde sich somit kaum aufrechterhalten lassen.

Dass Crowhurst im Zuge dieser teuflischen Einmischung

tiefer in den Wahnsinn geriet, ist mehr als logisch. Es ist ein Wahnsinn, an dem wir alle auf die eine oder andere Weise entlangschrammen und angesichts dessen sich die Scham besonders gut eignet, in die Sphäre wilder Gedanken zu kippen.

Crowhurst kritzelte seine »wilden Gedanken« zu Papier, darunter auch, wie es heißt, »random thoughts«. Ein Vorgang, für den es im Deutschen das schöne Wort *spintisieren* gibt. Oder noch besser *herumspintisieren*. In Schleifen denken. In Dekorationen.

Es heißt, Crowhurst sei am 1. Juli 1969 zusammen mit dem Schiffschronometer sowie einem der gefälschten Logbücher über Bord gegangen und ertrunken. Das Boot selbst habe keinerlei Hinweise dafür geliefert, dass etwa eine hohe Welle den Einhandsegler von Bord gespült habe. Hingegen entdeckte man die Dokumente seines Versagens unter Deck sowie seine Versuche, dieses Versagen in ein Gelingen umzudichten. Vieles davon habe seinen geistigen Verfall dokumentiert. »Insgesamt über 25 000 Wörter«, heißt es.

Stimmt, sehr viele Wörter werden gerne als Beweis für einen Irrsinn angeführt.

Crowhursts Leiche tauchte niemals auf. Hingegen fand man durchaus die Leiche seines Konkurrenten Nigel Tetley. Drei Jahre später. Im einem Wald nahe Dover von einem Baum herunterhängend, die Hände am Rücken zusammengebunden und den Körper mit Reizwäsche bedeckt, besser gesagt mit Lingerie, was ein so viel schönerer Begriff ist. Vielleicht darum, weil die französische Sprache über weit weniger Potenzial an Scham verfügt. Jedenfalls führten die Untersuchungen des zuständigen Pathologen zur Annahme, eine misslungene masochistische Praxis habe den Tod bewirkt und nicht etwa eine ungewöhnlich inszenierte Form von absichtsvollem Suizid.

Wenn man sich Tetley auf alten Fotografien ansieht, mag

man meinen, er sei ein Mann gewesen, den nichts so schnell habe umhauen können. Doch die verrückte Niederlage im Golden Globe Race dürfte ihn doch sehr mitgenommen haben. Verständlich. Wer möchte auf diese Weise verlieren, von einem Gespenst gejagt? Die tausend Pfund Trostpreis, die er nach Aufklärung aller Umstände erhielt, investierte er in den Bau eines neuen Boots, völlig besessen von der Idee, seine Weltumsegelung zu wiederholen und diesmal in der ordnungsgemäßen Weise zu beenden. Was ihm nie gelang. Stattdessen tödlicher Sex mit einem Baum.

Bezüglich Crowhurst bin ich mir wirklich nicht so sicher, ob er sich tatsächlich wie berichtet umgebracht hat. Oder auch nur Opfer eines Unfalls wurde. Ich stelle mir vor, dass er ähnlich wie Moitessier einen dritten Weg wählte. Weder sich der Scham ergab noch die Flucht in den Tod antrat, sondern zu all den Irreführungen – und nichts wäre konsequenter – eine letzte anfügte, indem er seinen Tod vortäuschte (weil kein Sturm ging, musste es eben nach Selbstmord aussehen) und ganz einfach das Boot wechselte. Zuerst das Boot und dann den Ort. Nicht auszuschließen, dass er an Bord eines Schiffs ging, auf dem Leute waren, die ein Geheimnis für sich behalten konnten. Oder auch gar nicht ahnten, ein solches Geheimnis überhaupt mitzutragen. Auch nicht auszuschließen, dass er mit einem kleinen Schlauchboot an Land paddelte, immerhin befand er sich nicht unweit der Azoren (ich gehe nicht so weit, zu sagen, er sei an Land geschwommen).

Ich stelle mir vor, dass Crowhurst heute, fünfundachtzigjährig, auf irgendeiner Azoreninsel oder auf Madeira, auf Lanzarote oder an einer verlorenen Ecke von Casablanca lebt und sich nicht ohne Vergnügen in einem kleinen Kino oder auf seinem Computer ansieht, wie er von Colin Firth gespielt wird.

Was übrigens eine schöne Frage ist, von wem ein jeder von uns gerne gespielt werden würde, auch wenn er kein Sigmund Freud oder Niki Lauda oder eine Königin von England ist. Ich meine eine realistische Wahl. Eine, die nicht von Anfang an zum Scheitern verurteilt ist, wenn etwa ein kleiner dicker Mann sich wünscht, von Christian Bale verkörpert zu werden. So sehr das in Filmen auch vorkommen mag, siehe Salma Hayek, die die Malerin Frida Kahlo spielt. Oder Hannah Herzsprung in der Rolle der Liesl Karlstadt. Man stelle sich vor, man würde das Leben von Martin Heidegger mit Til Schweiger in der Hauptrolle verfilmen oder umgekehrt Til Schweigers Leben … ich sage mal, von Peter Sloterdijk in der Rolle des Til Schweiger.

Colin Firth ist natürlich ein großartiger Schauspieler und spielt auch ganz großartig, und sollte Crowhurst leben, ich glaube, er wäre sehr zufrieden, sich im Körper dieses grandiosen Oscarpreisträgers wiederzufinden. Und doch, Firth als Crowhurst, das ist eigentlich der abschließende große Schwindel in dieser ganzen Geschichte.

Bad luck und *Very bad luck*

Es ist lächerlich, wenn man einen Text in deutscher Sprache verfasst, englische Begriffe zu verwenden, wenn es dafür gute deutsche gibt. Bei einem Zitat ist das freilich anders, vor allem dort, wo eine Übersetzung die Gefahr birgt, den Leser auf eine falsche Fährte zu locken. Zudem haben sich nun mal Wörter aus dem Englischen durchgesetzt, die jedermann versteht und von denen sich doch einige wunderbar eignen, eine Sache auf den Punkt zu bringen. So eine punktgenaue Wendung ist nach meinem Verständnis *bad luck.*

Von »bösem Glück« oder »schlechtem Glück« zu sprechen wäre einfach zu unvertraut für das deutsche Ohr, darum will ich bei der englischen Formulierung bleiben.

Keine Frage, auch »Pech« ist ein schönes Wort, weil ein bildliches, das Zähe und Klebrige und Tiefdunkle eines Stoffs zitierend, der so ungemein schwer wieder zu entfernen ist.

Doch *bad luck* hat den Vorteil, sehr deutlich die Nähe zu jenem Zustand zu bezeichnen, aus dem das Pech oder Unglück herauswächst oder von dem es begleitet wird: dem Glück.

Bad luck! Oder noch schlimmer, *very bad luck*!

Das hat aber nun nichts zu tun mit so schrecklich dummen Zufällen wie jenem oft kolportierten, bei dem zwei entgegenkommende Autofahrer im dichten Nebel und zur besseren Sicht ihre Köpfe seitlich aus den Fenstern halten und sodann zusammenstoßen, nicht mit ihren Wagen, sondern mit ihren Köpfen, und sich gegenseitig das Genick brechen. Solche Zufälle und Unfälle sind gewissermaßen ohne Geist. Sie geschehen ganz einfach. Sie kommen ohne Zeichen und Vorboten aus und sind bei aller Tragik und mitunter auch Komik einfach simpel. Sie sind nur oberflächlich betrachtet Pech und schon gar nicht *bad luck*. Sie geschehen ohne tiefere Bedeutung. Sie entsprechen weder einer Laune noch einer Lehre. Sie sind innerhalb einer kosmischen Ordnung einfach Müll.

Zum *bad luck* hingegen gehört das Glück des Überlebens, um weiter in neues Unglück zu geraten.

Der Aberglaube ist eine Konstruktion, keine Frage, er ist also nicht natürlichen, sondern künstlichen Ursprungs. Wie auch Gemälde oder Rasenmäher. Allerdings ist der Aberglaube eines der Ventile, dank deren Öffnung eine kosmische Ordnung Eintritt in die Welt erhält.

Zeichen des Unglücks: die Vier in der chinesischen Kultur, die Neun in der japanischen, die Siebzehn in der italienischen. Oder die am meisten strapazierte Dreizehn, gar in Verbindung mit Freitagen oder fehlenden Waggons der Deutschen Bahn. Es könnte genauso gut die Vierundzwanzig an einem Dienstag sein, aber die Beliebigkeit der Auswahl ändert nichts an der Tatsächlichkeit des einmal Ausgewählten. Gleich, ob es sich um einen allgemeinen oder individuellen Aberglauben handelt. Das einmal konstruierte und im Zuge der Konstruktion auch geöffnete Ventil schafft eine Wirklichkeit. Und es wäre dabei sinnvoll, den Begriff des Aberglaubens auszudehnen und damit nicht nur bestimmte Zahlen und Tage, von links ins Bild geratene schwarze Katzen, an Kerzen entbrannte Zigaretten oder das Aussprechen des Wortes »Macbeth« inmitten eines Theaters zu meinen, sondern auch Ventile wie etwa das weltweite Lottospiel mit seinem Hang zur Zahlenmystik, die diversen Wirtschaftsprognosen ebenfalls mit ihrem Hang zur Zahlenmystik, den Glauben an die Wetternachrichten oder die Verkehrsmeldungen sowie die Panik, die einen bei dem Gedanken erfüllt, das Online-Sonderangebot einer großen Modenhauskette übersehen und sich damit dem Schicksal ausgeliefert zu haben.

Eine interessante Frage ist dabei, ob ein schlechtes Omen selbst dann eine Wirkung besitzt, wenn die betroffene Person gar nicht um die Bedeutung des Zeichens weiß. Was ist mit jemandem, der einen griechisch-orthodoxen Priester auf der Straße gehen sieht, aber nicht die geringste Ahnung hat, dass man bei einem solchen Anblick gut beraten wäre, sich mit einem geflüsterten Wort – nämlich dem griechischen Wort für Knoblauch – einen Schutz zu verschaffen? Ist seine Unwissenheit nicht ein sehr viel besserer Schutz?

Unwissenheit schützt vor Strafe nicht, heißt es allerdings. Schützt sie vor dem Aberglauben? Schützt es einen, noch nie von der Sache mit dem Priester gehört zu haben? Schützt es einen, das griechische Wort für Knoblauch gar nicht zu kennen?

Allerdings könnte man jetzt einwenden, dass die Härte des Gesetzes nur die trifft, die es sich nicht leisten können, diese Härte dank eines Heers von Anwälten (die Wäscher des Gesetzes) aufzuweichen. Und man sich dann fragen müsste, ob auch die Härte des Übersinnlichen sich irgendwie aufweichen lässt. Etwa mit dem Argument, der Aberglaube sei nicht gehörig kundgemacht worden.

Vor einigen Jahren sprach mich nach einer Buchvorstellung ein vielleicht fünfzigjähriger Mann an, der sich als Kriminalkommissar vorstellte. Ich fürchtete irgendeine Belehrung bezüglich der vollkommen unrealistischen Darstellung von Polizeiarbeit in Kriminalromanen. Doch der Mann, der aus dem Münsterland stammte, bezog sich auf eine Stelle in meinem Vortrag, in der ich das Verhältnis von Zufall und Bestimmung behandelt hatte und wie schwierig es manchmal selbst für aufgeklärte Menschen sei, sich Fügungen und Wendungen im Leben anders als unter der Einwirkung mit Ironie ausgestatteter höherer Kräfte vorzustellen.

Es war seine angenehme Stimme, die mich augenblicklich für ihn einnahm. Ich darf sagen, ich sammle Stimmen, um sie literarisch umsetzen zu können. In seinem Fall war es eine Stimme von insgesamt großer Festigkeit, so eine knusprige Festigkeit, während die einzelnen Wörter hingegen nicht ohne eine gewisse Biegsamkeit auskamen. Eine Stimme wie eine Scheibe Brot, ohne Belag, ohne Butter, aber mit flockigem Salz bestreut. So eine Stimme war das. Was aber dazu führte, dass ich weniger darauf hörte, was er sagte, als *wie* er es sagte.

Das änderte sich erst, als wir einander spät in der Nacht an der Hotelbar erneut begegneten.

Weil die Lesung in einer kleinen Stadt stattgefunden hatte, in der es wirklich nur dieses eine Hotel gab, und sich der Kommissar im Zuge einer Ermittlung an dem Ort aufhielt, übernachtete auch er dort.

Ich fühlte mich schon sehr an den Anfang von Friedrich Dürrenmatts Roman *Das Versprechen* erinnert, in dem der Ich-Erzähler und Autor von Kriminalromanen nach einem Vortrag in Chur an einer Hotelbar mit dem ehemaligen Leiter der Kantonspolizei Zürich ins Gespräch kommt, der all die glücklichen, weil der Gerechtigkeit zum Sieg verhelfenden Romanschlüsse beklagt. Und vor allem, wie wenig bei alldem die zynische Kraft des Zufalls Berücksichtigung findet.

In Dürrenmatts Roman erzählt der Kantonspolizist dem Autor eine Geschichte, die das Scheitern des ehemaligen Kommissärs Matthäi behandelt. Eines Mannes, der einst versprochen hatte, den Tod eines kleinen Mädchens aufzuklären und sich immer fanatischer in die Überführung des wahren Täters hineinsteigert. Um diesem schließlich die perfekte Falle zu stellen, indem er einen Köder in Gestalt eines anderen kleinen Mädchens auswirft.

Alles würde passen, wäre da nicht der Zufall, der es unternimmt, den auf dem Weg zu seinem nächsten Mord – und damit hinein in die ausgelegte Falle – befindlichen Mörder in einen Autounfall zu verwickeln. »Verwickeln« ist wirklich das richtige Wort. Wie hier der Zufall Fäden zieht, Schnürungen vornimmt und mittels eines simplen Unfalltods verhindert, dass der Mörder überhaupt die Gelegenheit erhält, nach dem Köder zu greifen.

Die Frage ist eigentlich die, ob der Zufall dabei lächelt – also menschliche Züge besitzt – oder wirklich einfach nur gänzlich gefühllos er selbst ist und mit dergleichen steinernen Miene, mit der er das Schlechte bewirkt, auch das Gute unternimmt.

Jedenfalls hindert der Zufall in Dürrenmatts Roman die Justiz und ihr Prinzip, Gerechtigkeit durch Strafe herzustellen. Und hindert den Kommissär. Welcher aber nicht aufhört, auf einen Mörder zu warten, der nicht kommen wird. In diesem Fall werden Gott und Mörder zur selben unerreichbaren Gestalt.

Es ist eine schöne Pointe der Filmgeschichte, dass in der ersten Verfilmung dieses Stoffs – für die Dürrenmatt das Drehbuch schrieb und damit dem eigenen Roman zuvorkam – die Hauptrolle des Kommissärs von Heinz Rühmann gespielt wurde, in einem Film mit dem Titel *Es geschah am hellichten Tag*, der aus dem Jahre 1958 stammt. Hier kommt dem Zufall noch keine eigene Rolle zu, sodass der Mörder punktgenau in die Falle gehen kann. Während hingegen in jener dreiundvierzig Jahre später gedrehten Verfilmung durch Sean Penn, betitelt *The Pledge* – die sich sehr genau an Dürrenmatts Roman orientiert –, der Zufall in Form eines Autounfalls einschreitet und einen verzweifelt an sein Versprechen gebundenen Jack Nicholson zurücklässt.

Nicholson wie Rühmann spielen dabei gegen ihre bekannten Klischees an. Rühmanns Weichheit und Fröhlichkeit ist eigentümlich gebrochen, Nicholsons wie angewachsener Wahnsinn – jenes »Shining«, das durch fast all seine Filme wabert – subtil unterwandert von einer tiefen Trauer. Einer Melancholie, die das Scheitern des soeben pensionierten Polizisten von Beginn an begleitet. Zur Nicholson'schen Verzweiflung hätte eigentlich gut jener Titel gepasst, den Dürrenmatt für die frühe Rühmann-Verfilmung vorgeschlagen hatte: *Gott schlief am Vormittag.*

Das ist sicher ein vernünftiges Prinzip des Teufels, lieber dann wach zu sein, wenn sein Konkurrent schläft. Wenn das aber wirklich stimmt, dass Gott ausgerechnet an Vormittagen schläft, so braucht es nicht zu wundern, dass der meiste Schulunterricht genau zu dieser Tageszeit stattfindet. In der Schule beginnt der Teufel, am Menschen zu arbeiten.

Aber zurück zu jenem Kriminalpolizisten, dem ich nach meiner Buchvorstellung in der Hotelbar begegnet bin und den ich wegen seiner schönen Stimme fragte, ob ich ihn auf einen Whisky einladen dürfe. Ich habe nie seinen Namen erfahren, aber nennen wir ihn Golub.

Kommissar Golub sprach mich erneut auf die Frage nach dem Zufall an und woraus dieser wirklich bestehe. Und inwieweit die als Vorboten verstandenen Zeichen auch das Leben ungläubiger und nüchterner Menschen beeinflussten.

»Ich erzähle Ihnen eine Geschichte«, sagte er und begann davon zu berichten, wie er als zweiundzwanzigjähriger Jurastudent ein Gastsemester in Hongkong zugebracht hatte und in einem großen Hotel, in das er nur des Telefonierens wegen gegangen war (1987, Telefone waren noch keine Symbionten), eine Lufthansa-Stewardess kennengelernt hatte.

»Ich bin wirklich in sie hineingerannt, und sie in mich. Mein Brillenbügel war gebrochen, und sie wollte unbedingt für den Schaden aufkommen. Sie hat mich dann zu einer Party mit ihren Lufthansa-Kollegen eingeladen. Fürchterliche Leute. Die Standesdünkel von Flugzeugmenschen in den Achtzigerjahren waren die schlimmsten. Lauter Aristokraten auf dem Niveau von Ray-Ban-Sonnenbrillen.«

Die Frau aber, in die er hineingelaufen war, und sie in ihn, blieb ihm auch während der Party sympathisch. Zudem eine wirklich schöne Frau. Doch mit diesem Abend und mit dieser Party endete es auch. Es entwickelte sich nichts. Und als Golub früh am Morgen das Hotelzimmer verließ, besaß er weder ihre Telefonnummer, noch hatte man in irgendeiner Weise vereinbart, sich noch einmal zu treffen.

Er fand dies schade, aber das war es auch schon. Er hatte sich ohnehin nichts ausgerechnet. Er wusste, dass er auf eine gewisse Weise noch zu *klein* für diese Frau war. Und vergaß sie.

Doch als er ein paar Monate später auf seiner Rückreise nach Europa einen Zwischenstopp in Chicago einlegte und zusammen mit einem dort lebenden Cousin ein Restaurant betrat, sah er sie wieder. Er war allerdings ziemlich überrascht, sie nicht als Gast, sondern als Kellnerin anzutreffen. Als hätte sie einfach die Uniformen gewechselt und damit auch den gesellschaftlichen Rang. Doch sie war es, unverkennbar. Sie besaß keines der Gesichter, von denen man sagen konnte, es *regne* sie auf die Welt herunter. Wirklich nicht. Und als sie nun an seinen Tisch kam, um die Bestellung aufzunehmen, und er sie mit größter Freundlichkeit begrüßte, da verzog sie fragend ihr Gesicht und erklärte, ihn nicht zu verstehen. Sie sagte es auf Englisch.

Er hatte Deutsch gesprochen, eine Sprache, die die Frau, die da vor ihm stand, nicht beherrschte.

Er war einen Moment irritiert. Doch in der Zeit, da sein Cousin eine Bestellung aufgab, fing sich Golub. Und als er an der Reihe war, erklärte er der Kellnerin – jetzt auf Englisch –, wieso er sie auf Deutsch angeredet hatte. Wobei er noch immer glaubte, sie mache einen Scherz. Denn sie sei doch wohl die Flugbegleiterin, die er …

»I am not«, versicherte sie ihm streng.

In der Tat war es eine andere Stimme, mit der sie das sagte. Ihr Gesicht hingegen war so gänzlich das der Frau, die er in Hongkong kennengelernt hatte. Golub musterte sie noch während des ganzen Abends, auch ihren Gang beobachtend, die Art und Weise, wie sie sich hin und wieder eine Haarsträhne hinters Ohr schob oder wie sie beim Kassieren ihren Kopf zur Seite legte, als hielte sie einen Gegenstand – etwas von der Art einer kleinen, unsichtbaren Melone.

Als sie später Golub die Rechnung brachte, konnte dieser nicht darauf verzichten, nochmals die unglaubliche Ähnlichkeit mit jener Frau zu erwähnen, der er vor wenigen Monaten in Hongkong begegnet war. Er meinte, es sei vollkommen verrückt.

»You won't believe me, do you?«, beschwerte sich die Kellnerin.

Er antwortete, nein, er glaube ihr. Nur falle es ihm schwer, sich eine solch extreme Ähnlichkeit ohne guten Grund vorzustellen. Wenn sie eine Zwillingsschwester hätte, würde er es verstehen.

Sie versicherte ihm, keine Zwillingsschwester zu haben. Überhaupt keine Geschwister. Vielmehr fürchte sie, dass er sie jetzt gleich auf ein Glas Wein oder ein Abendessen einladen wolle, damit sie ihm ihre Familiengeschichte erzählen könne.

Golub biss sich auf die Lippen und sagte: »No.« Und gleich darauf: »I'm really sorry.«

Die Kellnerin richtete ihren Kopf in der vertrauten Manier – also genau in der Art wie die Frau in Hongkong – seitlich gegen die Schulter. Und ging.

Eine Doppelgängerin also! Doch wie war Doppelgängerei zu interpretieren, wenn diese abseits eindeutig biologischer Verbindungslinien geschah? Mit Doppelgängerei ist ja nicht gemeint, dass eine Ähnlichkeit vorliegt, die sich bei Veränderung des Blickwinkels sogleich als Selbsttäuschung herausstellt. Vielmehr geht es um eine radikale Übereinstimmung. Weshalb es gar nichts nützt, die Brille zu wechseln oder näher heranzutreten, um ein Muttermal zu suchen, das nur diese eine Person besitzt. Denn natürlich besitzen beide es, und beide an der gleichen Stelle.

Golub verließ Chicago. In dem Flugzeug, das ihn nach Frankfurt bringen sollte, kam er neben einem Mann zu sitzen, der sich als äußerst gesprächig erwies. Er redete in einem fort über seinen Job und seine Firma. Irgendwann aber machte er eine Pause. Golub fühlte sich verpflichtet, auch etwas zu sagen, auch etwas zu erzählen. Weil er aber noch über keinerlei Firmengeschichten verfügte, berichtete er von jener merkwürdigen Begegnung mit einer Kellnerin in Chicago, die einer für die Lufthansa arbeitenden deutschen Stewardess wie aus dem Gesicht geschnitten schien. Und nicht nur aus dem Gesicht.

»Sie wissen schon«, kommentierte sein Sitznachbar dies sofort, »dass so was Unglück bringt.«

Der Mann stammte von irgendwo aus Osteuropa. Riesengebirge, Ural, Karpaten, was Unheimliches, vielleicht auch Kroatien, jedenfalls war es so, dass er mit dem slawisch gefärbten Deutsch eines umtriebigen Geschäftsmanns von dem bösen Omen einer solchen Begegnung sprach.

»Na ja«, lachte Golub, »davon habe ich gehört. Aber es

war ja nicht *mein* Doppelgänger, dem ich begegnet bin, oder?«

»Dort, wo ich herkomme«, sagte der andere, »ist es viel schlimmer, auf den Doppelgänger von jemand anders zu treffen. Also zuerst auf den einen, dann auf den anderen. Daraus wird ein Fluch. Aus der Doppelung. Ein wirklich heftiger Fluch. Den man nicht so leicht wieder loswird. Eigentlich nur, indem man einen Mord begeht. An einem der beiden.«

Golub, der angehende Jurist, meinte, einen Scherz aufzugreifen, indem er sich erkundigte, ob es gleichgültig sei, wen von den beiden man umbringe.

»Damit es auch wirklich nützt«, erklärte der Geschäftsmann ernst, »am besten den richtigen. Man sollte zumindest wissen, wer von beiden zuerst auf die Welt kam. Daran kann man sich orientieren. Verlässlicher freilich wäre es, beide umzubringen. Aber dazu will ich nicht raten. Das liefe ja auf ein Verbrechen hinaus.«

»Ach was? Nur einen umzubringen wäre keines?«

»Wenn es die richtige Person ist, nein. Sie töten eine Fälschung und befreien sich von einem Fluch.«

Golub konnte nicht glauben, auf was für ein absurdes Gespräch er sich hier eingelassen hatte, und gab nun vor, sehr müde zu sein und sich ein wenig ausruhen zu wollen. Dies vorspielend, schlief er tatsächlich ein. Als er zwei Stunden später erwachte, stellte er fest, dass sein Sitznachbar den Platz gewechselt hatte. Das Flugzeug war nicht ganz voll, und der Mann saß nun einige Reihen weiter vorne und redete soeben auf eine ältere Dame ein. Golub war erleichtert.

Zurück in der Heimat, nahm er erneut sein Studium und sein altes Leben wieder auf.

Doch dann ging es los. Das Pech begann und bewies seinen Hang zum Chronischen. Zuerst eine Prüfung, die Golub verschlief. Dann eine, bei der er versagte, weil er sich auf die falschen Fragen vorbereitet hatte. Eine dritte, die schlichtweg ungerecht benotet wurde. Mit einem Mal unleidige Kommilitonen, unauffindbare Bücher, falsche Freunde, verpasste Möglichkeiten. Dazu kam der Eindruck, bei seinen morgendlichen Bahnfahrten, die er in die große Universitätsstadt unternahm, ständig in jene Abteile zu geraten, in denen sich unmögliche und aggressive Menschen aufhielten. Beim Essen in der Mensa kam es zu mehreren Missgeschicken. Einmal fand sich eine Glasscherbe in der Soße, er biss darauf und brach sich einen halben Zahn ab. Nur Tage später fiel eine Schraube in seinen Kaffee, die er beinahe verschluckt hätte. Offensichtlich stammte sie aus der Deckenverkleidung. Das waren viele kleine »Unfälle«, die einzeln betrachtet nur bedeuteten, dass eben nicht in allen Zugabteilen freundliche Menschen saßen und die eine oder andere Schraube sich infolge von Erschütterungen lockerte. Doch in der Summe kam Golub nicht umhin, von einer Serie zu sprechen und sich … ja, er fühlte sich verflucht, ohne aber daran zu denken, was der Mann im Flugzeug zu ihm gesagt hatte. Darauf kam er erst, nachdem ihn seine Freundin wegen eines anderen verlassen hatte, er nur einen Tag später mit seinem alten Wagen in den geparkten neuen Mercedes ausgerechnet seines wichtigsten Professors geschlittert war und sich schließlich eine erwartete und dringend benötigte Erbschaft als ein Haufen Schulden herausgestellt hatte. Natürlich war Golub intelligent genug, zu erkennen, dass diese sogenannte Hinterlassenschaft schon längere Zeit im Zustand reiner Schuldenlast gewesen war, also bereits zu dem Zeitpunkt, da er in Hongkong einer deutschen Stewardess und wenig später in Chicago ihrer Doppelgängerin über den Weg gelaufen war. Und doch kam er nicht mehr umhin, daran denken zu müssen, dass eine behauptete Verbindung zwischen diesem Erlebnis und den seither stattfindenden Malheuren bestand. Als wäre ein Fluch durchaus in der Lage, auch die

Vergangenheit zu beeinflussen und ein seit Langem gutes Erbe in ein seit Langem schlechtes Erbe zu verwandeln. Weil der Fluch vielleicht die Fähigkeit besaß, sich über die Zeit und die Chronologie zu erheben.

Natürlich blieben auch Golubs Körper und Psyche nicht unbehelligt. Man konnte nicht ständig in Pfützen geraten, ohne dabei nass zu werden. Golub begann, unter einer Form von Schuppenflechte zu leiden, was vor allem seine Kopfhaut betraf und an mehreren Stellen zu einem kreisrunden Haarausfall führte. Golub nannte sie spöttisch »seine Kapverden« und gewöhnte es sich an, nie ohne eine Wollhaube aus dem Haus zu gehen. Wobei er grundsätzlich sehr viel seltener seine Wohnung verließ, um dem ihn verfolgenden *bad luck* keine allzu große Angriffsfläche zu bieten. Sein Studium ließ er pausieren, reduzierte stark seine sozialen Kontakte und blieb – nach einem beim Fußball erlittenen Rippenbruch – dem einst geliebten Sport fern. Freilich kam das Unglück auch frei Haus: eine mysteriöse Rückzahlungsforderung, eine mysteriöse Drohung durch einen Nachbarn, die mysteriöse Aufforderung des Gerichts, als Zeuge in einem Strafprozess zu erscheinen. Lauter Missverständnisse, die in dieser Fülle kaum noch als ein bloßer Ausdruck des Möglichen zu bezeichnen waren. Also begann Golub, sich dem Studium des Unglücks zu widmen. Des Unglücks und des Aberglaubens. Er hatte ja nicht aufgehört, ein wissenschaftlicher Mensch zu sein. Er wollte dem Fluch dadurch begegnen, ihm nicht dumm und unwissend gegenüberzustehen, sondern klug und gebildet. Sehenden Auges. Und mit diesem sehenden Auge stieß er auch auf jenen alten Volksglauben, von dem der Geschäftsmann im Flugzeug gesprochen hatte. Ein Aberglaube, der nicht allein die Begegnung mit dem eigenen Doppelgänger als böses Omen und Auslöser für ein Verfluchtsein ansah, sondern vor allem das kurz hintereinander erfolgte Kennenlernen zweier einander zum

Verwechseln ähnlicher Personen, von denen einer der Doppelgänger des anderen war. Beide gesehen zu haben führte zu einem Verwunschensein, das sich nur auflösen ließ, indem einer von ihnen, der »falsche Partner«, zu Tode kam. Das brauchte nicht unbedingt ein Mord zu sein, der Tod genügte. Allerdings musste dieser Tod ein von der verfluchten Person beobachteter und erlebter sein. Er musste um den Tod des Doppelgängers wissen. Auch hier war also Unwissenheit keine Hilfe.

Nicht, dass Golub ernsthaft überlegte, zum Mörder zu werden. Vielmehr beschloss er, die Biografien der beiden Frauen zu erforschen. Er wollte sich auskennen. Wozu es freilich erst einmal nötig sein würde, die Namen der Doppelgängerinnen zu eruieren.

Immerhin, er kannte die Fluggesellschaft, bei der die eine angestellt war, sowie das Restaurant, in dem ihn die andere bedient hatte. Allerdings war es zu dieser Zeit noch nicht üblich, dass jedermann, der in der Lage war, ein paar Tasten zu drücken oder Scheiben zu streicheln, deutliche Spuren der eigenen Person in der Welt zurückließ, die dann von anderen Leuten, die ebenfalls ein paar Tasten zu drücken und Scheiben zu streicheln verstanden, studiert werden konnten. Dennoch gelang es Golub im Zuge mehrerer Anrufe bei der Lufthansa-Zentrale sowie einer kleinen Lüge, die eine verlorene Uhr betraf, den Namen besagter Flugbegleiterin herauszufinden, einer 1962 geborenen, ursprünglich aus Minsk stammenden Deutschen.

Was hingegen gar nicht gelang, war die Auffindung der anderen Frau. Anrufe in dem Chicagoer Restaurant blieben so ergebnislos wie auch die Bemühungen von Golubs Cousin, etwas über sie herauszufinden. In dem Lokal schien die Frau nicht mehr zu arbeiten. Und als sie es noch getan hatte, musste es offensichtlich schwarz gewesen sein. Man tat dort so, als hätte sie nie existiert.

Golub reiste nach Chicago. Stimmt, er besaß kein Geld. Aber mit einer gewissen Leichtigkeit unternahm er es, Schulden zu machen. Die Schulden waren Teil des Fluchs. Beinahe bereitete es ihm Spaß. Diese Schulden erschienen ihm wie die Zigaretten, die ein dem Tod geweihter Lungenkranker raucht, der sich kaum noch über die Giftigkeit von Nikotin zu sorgen braucht.

Nach Chicago zu fliegen bedeutete allerdings auch, sich aus der Wohnung hinauszubegeben und erneut die Angriffsfläche zu vergrößern. Er hätte abstürzen können. Aber eine Theorie besagt, dass alle Verfluchten zwar von einem Unglück ins nächste geraten, dabei aber nicht in den Tod. Der Fluch ist der Parasit im Körper des Verfluchten und wird darum aufpassen, seinen Wirt nicht umzubringen.

Golub stürzte *nicht* ab. Allerdings musste sein Flug wegen einer Bombendrohung umgeleitet werden. Er landete in Reykjavík. Von dort wieder wegzukommen war dann gar nicht so einfach, weil einen Tag später ein Schneesturm den Flughafen lahmlegte.

Dennoch, der Sturm hielt nicht ewig, und Golub erreichte schließlich Chicago, war dann aber doch erstaunt, dass mit seinem Visum alles in Ordnung war und ihn der Einreisebeamte passieren ließ. Übrigens hatte sich Golub angewöhnt, Anzug und Krawatte zu tragen und statt einer Kappe oder Haube mit einem edlen Stetson auf dem Kopf seine »Kapverden« zu behüten. Er war nie ein Snob gewesen, aber es erschien ihm von nun an als eine Frage der Würde, mit einer gewissen Eleganz in das oft lächerliche Abenteuer seiner andauernden Missgeschicke zu gehen.

Er durchquerte die Stadt auf der Suche nach der Frau. Der einzige Plan, den er dabei hatte, bestand darin, das Restaurant, in dem sie einst gearbeitet hatte und wo noch immer keiner sie kennen wollte, als eine Art Ausgangspunkt seiner Wanderungen zu nutzen. Weshalb er auch eine Wohnung ganz in der Nähe des Lokals gemietet hatte. Es war halt so eine Hoffnung von Golub, dass die Frau, die er suchte, in der Nähe dieses Restaurants lebte. In dieser Hoffnung verblieb er gut ein Dreivierteljahr, ohne auch nur die geringste Spur zu entdecken. Stattdessen wurde er zweimal überfallen, geriet in einer Bar in eine Schlägerei, erhielt einen ersten Drohbrief seines Gläubigers (der also genau wusste, wo Golub sich aufhielt) und holte sich in den berüchtigten Winden, die es von den Großen Seen her durch die Straßenschluchten Chicagos wehte, eine Nebenhöhlenentzündung nach der anderen. Immerhin besuchte er einen Yogakurs. Es hatte etwas geradezu Tolldreistes, dass er, der Verfluchte, meinte, etwas bewirken zu können, indem er seine Gliedmaßen verdrehte.

Freilich besaß der Besuch dieses Kurses einen Zweck, der über die körperlichen und geistigen Übungen hinausging. Golub sollte an diesem Ort einen Mann kennenlernen, der ihn auf die richtige Spur bringen würde. Ein schon älterer Herr, der alle in diesem Kurs an Beweglichkeit weit übertraf. Und der sich als Theaterkritiker herausstellte. Die zwei freundeten sich an. Der Alte nahm Golub mit ins Theater. Ins Theater und ins Ballett. Von beidem war Golub kein Anhänger, er genoss aber die Gesellschaft dieses Mannes, der ihm gerne erklärte, was sie da jeweils an den Abenden sich ansahen.

Und an einem davon …

Es war zeitgenössisches Ballett auf einer kleinen Bühne. Modern Dance. Eine Gruppe sehr schlanker und flinker Menschen umkreiste eine Gruppe ziemlich dicker, aber auch nicht ganz unbeweglicher Menschen. Immer schneller, kreisender, aggressiver. Entscheidend aber war … Golub erkannte sie. Die Frau gehörte natürlich zur Gruppe der sehr schlanken, flinken Menschen. Er nahm ihr Gesicht wahr, obwohl es schmaler schien als damals, meinte aber, sogar in ihren Tanzschritten etwas von der Art zu erkennen, mit der sie sich einst als Kellnerin durch das Restaurant bewegt hatte. Eine subtile Art des Gehens, wie Golub sie auch an der Lufthansa-Stewardess in Hongkong bemerkt hatte.

Natürlich, die Frau befand sich einen ganzen Zuschauerraum entfernt. Aber wenn ein Zweifel an Golubs Eindruck bestand, dann verflog dieser, als er nach der Vorstellung zusammen mit dem Theaterkritiker eine Premierenfeier der Tanztruppe besuchte. Jetzt konnte Golub die Frau komplett aus der Nähe sehen. Ohne Frage, sie war es. Er sprach sie an, erzählte davon, ihr vor mehr als einem Jahr in besagtem Restaurant begegnet zu sein und damals von der erstaunlichen Ähnlichkeit mit einer deutschen Flugbegleiterin erzählt zu haben.

Die Tänzerin, die Janet hieß, Janet Ox, konnte sich weder an Golub noch an die Geschichte mit der Stewardess erinnern. In den eineinhalb Jahren, die sie in dem Restaurant gekellnert hatte, war Schlimmeres geschehen, als von einem Gast auf eine angebliche Doppelgängerin angesprochen zu werden.

Trotzdem – und obgleich Golub vom Tanzen und vom Theater offenkundig wenig Ahnung hatte – war etwas an ihm, das Janet interessierte. Vielleicht war es einfach seine Freundschaft mit dem berühmten Kritiker. Ein Mann, der Linien vorgab. Linien und Wege. Und natürlich Noten verteilte. Noten, die einiges auslösten.

Jedenfalls blieben Golub und Janet an diesem Abend zusammen, blieben auch in der Nacht zusammen, und als sie am nächsten Morgen im gleichen Bett erwachten, war nichts Peinliches oder Bedauerliches zwischen ihnen, sondern ein verbindendes Lächeln. Eine Umarmung, die ihnen nach nur einer Nacht das Gefühl gab, ein altes Ehepaar zu sein.

Und wirklich, sie zogen zusammen. Nicht, dass Golub seinen Fluch vergaß, der Fluch hörte ja nicht auf, sich in Erinnerung zu rufen, es gab weiterhin jede Menge Unfälle und Missgeschicke. Einmal kam Golub damit sogar in die Medien. Ein gewaltiges, schweres Gemälde von Julian Schnabel hatte sich bei einer Ausstellungseröffnung aus seiner Verankerung gelöst, war nach vorn gekippt und hatte den einzigen in diesem Moment davorstehenden Betrachter an der Schulter getroffen. Golub natürlich. Janet hatte sich soeben mit jenem Theaterkritiker unterhalten und war in sicherer Entfernung gestanden, während Golub eigentlich auf dem Weg nach draußen gewesen war, um etwas Luft zu schnappen.

Dennoch konnte gerade dieser Vorfall als ein schönes Beispiel für die Nachbarschaft von Glück und Unglück gelten. Denn so typisch es war, dass ausgerechnet der verfluchte Golub in diesem Moment als der einzige von etwa zweihundert Besuchern an der Stelle eines herabfallenden Gemäldes vorbeigekommen war, so war er ja erstens nicht gestorben und bekam zweitens ein beträchtliches Schmerzensgeld zugesprochen. Eine Summe, die sich eignete, seine Schulden drüben in Europa zu begleichen.

Zudem war die Liebe Janets zu Golub – die beiden heirateten im zweiten Jahr ihrer Beziehung – auch nach Jahren ungebrochen. Daran änderten weder Golubs diverse Misserfolge und Missgeschicke noch seine übersensible Haut etwas. Er trug zwischenzeitlich, obgleich noch keine dreißig, eine vollständige Glatze. Aber auch dieser vollkommene Verlust von Haar war mit einem Glück verbunden, dem Glück, dass seine wirklich schöne Kopfform sichtbar wurde. Aus seinen »Kapverden« war gutes, glattes Festland geworden.

Das wahre Unglück trat ein, als Janet krank wurde. Es ging ungemein schnell, das Krankwerden wie das Sterben. Aber bei aller Schnelligkeit hatte es auch etwas Demonstratives. Golub sollte miterleben, was hier geschah, wie hier das Leben in großer Eile aus einem geliebten Menschen sickerte und es seine Aufgabe war, dabei zuzusehen. Für einen Moment dachte er, er könnte seine Frau retten, indem er genau das *nicht* tat, nämlich bei ihr bleiben. Denn natürlich war ihm klar geworden, wie sich hier jenes Prinzip erfüllte, nach dem der Verfluchte den Tod einer der Doppelgängerinnen wenn schon nicht zu bewirken, dann doch zu bezeugen hatte.

Er erklärte es ihr und zog sich von ihr zurück. Aber es nützte nichts. Ihr Zustand verschlechterte sich weiter. Und als ihr Tod nur noch eine Frage von Tagen war, kehrte er zu ihr zurück und war der Mann an ihrer Seite. Der Mann, der sie im Arm hielt, ganz so wie damals, als sie zum ersten Mal nebeneinander erwacht waren und sich wie ein glückliches altes Ehepaar gefühlt hatten.

So starb sie.

Golub lebte weiter.

Aber seine Zukunft war nun ohne Fluch. Was ihm wie ein zusätzlicher Verrat an seiner verstorbenen Frau erschien. Einer Frau, die vielleicht nie auf diese frühe Weise gestorben wäre, wäre Golub nicht nach Chicago gereist, um nach ihr zu suchen. Und sie dann auch noch zu heiraten.

Er hatte ein Verbrechen begangen. Aber wie hatte der Mann im Flugzeug gemeint? Ein wirkliches Verbrechen wäre es nur gewesen, hätte er beide Frauen umgebracht. Beziehungsweise die falsche. Und nachdem der Fluch ja beendet war, musste das eigentlich bedeuten …

Was für eine kranke Logik, dachte Golub und überlegte einen zynischen Moment lang, zum wirklichen und richtigen Verbrecher zu werden und sich auf die Suche nach der Lufthansa-Frau zu machen.

Aber er ging diesen fürchterlichen Weg dann doch nicht. Stattdessen kehrte er nach Europa zurück, beendete sein Jurastudium mit einer sehr gewitzten rechtsphilosophischen Arbeit mit dem Thema »Verfügt eine höhere Macht auch über ein höheres Recht?« und wurde schließlich Kriminalist.

Als ich da an der Bar in dem kleinen Hotel in der kleinen Stadt dem Erzähler gegenübersaß und er seine Geschichte beendet hatte, fragte ich ihn zuerst, ob er noch einen Whisky haben wolle, und als er dies bejahte, wollte ich wissen, ob er ein weiteres Mal geheiratet habe.

Golub schüttelte den Kopf und meinte, dass er – obgleich kein gläubiger Christ – nie verstanden habe, wieso Menschen es sich erlaubten, nach dem Tod ihres Partners ein weiteres Mal eine Ehe einzugehen. Ebenso wenig verstehe er diejenigen, die sich nach dem Tod eines Kindes in die Zeugung eines nächsten flüchteten. Und nicht einmal die, denen eine Katze oder ein Hund gestorben sei und die dies auszugleichen versuchten, indem sie sich ein neues Tier anschafften. Als wären Partner, Kinder und Tiere wie zerschlagene Teller.

Mir fiel schwer, ihm recht zu geben, aber noch schwerer fiel mir, ihm zu widersprechen.

Letztlich wollte ich schon noch wissen, in welchem Bereich er bei der Polizei tätig sei. Ich hatte mit Kapitalverbrechen gerechnet, mit Mord. Aber seine Antwort entsprach vielmehr der Logik des zuvor Erzählten: Vermisstenfälle.

»Ich suche Menschen«, sagte er.

So einfach.

Viele Menschen fühlen sich zu Recht verflucht, die Masse ihrer Unglücke und Schicksalsschläge, ihrer Missgeschicke und Niederlagen ist zu beträchtlich, als dass man einfach davon sprechen könnte, sie hätten halt Pech gehabt und auf jedes Pech werde schließlich auch ein Glück treffen, man müsse nur genau hinsehen. Oder sich halt anstrengen. Ehrgeiziger sein, fleißiger, seines Glückes Schmied sein, wie das heißt und wie es gerne Leute sagen, die in einer ähnlich verdienstlosen Weise Glück haben wie andere Unglück. Und deren Schmiedekunst in Wirklichkeit erst *nach* dem Glück kommt.

Je genauer wir einen Erfolg oder Misserfolg betrachten, umso mehr erkennen wir die glücklichen oder unglücklichen Umstände, die dazu geführt haben: wo jemand auf die Welt kam, in welchem Bett, mit welchen Privilegien, in welcher Scheiße, mit Erbe, ohne Erbe, krank, gesund, ob er das Glück hat, dass sein zufällig auf ihn gefallenes Talent in einem Umfeld zum Ausbruch kommt, in dem dieses Talent überhaupt erkennbar wird. Denn was nützt es, die Talente eines Eisbären zu besitzen, aber leider in der Sandwüste zu leben und beim besten Willen aus dieser warmen Ödnis nicht herauszukommen?

Was den Menschen ausmacht, das scheint mir zu sein, wie er mit diesen völlig ungerecht verteilten Schicksalen umgeht. Dieser Umgang mit dem Glück oder dem Verfluchtsein verleiht ihm seine Form.

Wenn ich es so bildlich sagen darf: Es gibt Eisbären, die in der Wüste leben, aber trotz der naheliegenden Schwierigkeiten – die niemals aufhören, solche zu sein – eine gute Figur machen. Mancher Eisbär in der Arktis dagegen wirkt plump und deplatziert und gänzlich unförmig.

Unsere Freiheit besteht darin, uns in all dem Glück oder Unglück eine bestimmte sympathische oder unsympathische Gestalt zu verleihen.

Ist Scheitern göttlich?

Es gibt so viel Scheitern in dieser Welt, dass es nicht ganz einfach ist, sich in all diesem Scheitern zurechtzufinden. Darum vielleicht zunächst einmal die grundsätzliche Frage, inwieweit sich Gott, wenn es ihn denn gibt – und bitte, gehen wir alle mal davon aus, dass es ihn gibt –, ob dieser Gott sich als ein Gescheiterter ansieht. Ob ihm das Phänomen eigenen Scheiterns überhaupt bewusst ist und nicht nur als eine von vielen Möglichkeiten menschlicher Wahrnehmung des Selbst wie des anderen.

Was sieht er, wenn er seine Schöpfung betrachtet? Nun, er sieht gewiss auch all die Liebe, Gunst, Fürsorge, die Wissenschaft, die Kunst, hübsch gestaltete Parkanlagen, den vielen Geschmack und die hohe Bildung, die seine Kreatur hervorgebracht hat, aber wenn er sich selbst nicht zur Blindheit erzogen hat, muss er sich wohl eingestehen, ein Monster geschaffen zu haben. Ein Monster darum, weil gerade die »hohe Bildung« zu einer Kultivierung monströser Eigenschaften geführt hat. Allen voran der Gier. Wobei die alleine nicht so schlimm wäre. Sie wäre nichts anderes als ein triebhaftes Verhalten am Futternapf, ein schlichtes Drängen und Boxen, aber Gier *und* Bildung ist eine fürchterliche Kombination.

Wollte er das so? Kann er zufrieden sein mit dem »Bild«, das er gemalt hat?

Also der Hintergrund ist ganz großartig, keine Frage, allein die Erfindung der Bäume und damit der Wälder umwerfend. Das muss man sich erst einmal ausdenken, nicht nur die Objekte an sich, sondern das gesamte System. Zusammen mit einer ungeheuren animalischen Vielfalt. Allerdings verwundert diese gewisse Brutalität der Natur, dieses etwas tendenziös anmutende Fressen-und-Gefressenwerden, als wäre die Welt geschaffen worden, um ein paar Dokumentarfilmer zu befriedigen. Etwas, das man sich ja durchaus auch ganz anders vorstellen könnte. Der Kampf ums Überleben mag vom Standpunkt einer gottlos gedachten Natur irgendwie vernünftig erscheinen, gleich einem notwendigen »Unfall«, aber eingedenk eines Schöpfers muss man sich entweder eine experimentelle Lust oder ein Missgeschick vorstellen.

Der Tod ist nicht logisch. Der Verfall ist nicht logisch. Es ist nicht logisch, etwas zu erschaffen, um es dann auf verschiedene Weisen umkommen zu lassen. Ich stelle keinen Turm aus Bauklötzen auf, damit er am Ende einstürzt. Außer ich empfinde Lust an der Katastrophe, an der Zerstörung. Oder Lust am ständigen Neuanfang. An der Möglichkeit, einen besseren, schöneren, höheren Turm als beim letzten Mal zu kreieren. Das Verhängnisvolle ist, wenn dieser Neubeginn mit einem Leid einhergeht. Und da kommt der Mensch ins Spiel. Monster Mensch.

Was hat Gott auf diese Idee gebracht? Denn das ist ja klar, dass der großartige Hintergrund lange Zeit ohne den Menschen bestand. Nämlich anders als in der bildenden Kunst, wo es lange dauerte, bevor der Bildhintergrund ganz für sich existieren durfte, also die Landschaftsmalerei entstand. Ein Bild allein mit Bäumen und Wiesen und Tieren und vielleicht winzig kleinen, die Landschaft in keiner Weise störenden unpersönlichen Flaneuren. Bei Gott war es umgekehrt.

Er hat zuerst ein grandioses Landschaftsgemälde erschaffen. Und plötzlich kommt er auf die Idee, vor diese Landschaft riesenhaft das Porträt des Menschen zu stellen.

Ein Porträt, an dessen Ende Dinge wie Erbschaftsstreit, Krieg, unaussprechliche Qualen, Kopfwehtabletten, Versicherungen, Eitelkeit, Depressionen und diverse Formen von Müllproduktion stehen, dazu eine Menge eigentümlicher Anwandlungen, etwa Leute, die Lust darin finden, sich von Frauen in Krankenschwesterkostümen bedienen zu lassen, die gar keine Krankenschwestern sind, die also betrügen und deren Betrug auch noch bezahlt wird. Eine verrückte Welt.

Wollte Gott eine verrückte Welt schaffen? Oder ist er fürchterlich gescheitert? Wollte er ein wunderbares Wesen kreieren, das quasi alle Schwächen des Bildhintergrunds ausgleicht und eine tiefe Moral ins Leben einbringt, um dann genau diese Moral in Gier zu verwandeln und mittels der Gier dem Wahnsinn anheimzufallen? Und es ist nun mal wahnsinnig, was wir tun. Alles ist – dank Gott – vorhanden, dank Natur, dank Intelligenz: sauberes Wasser, saubere Luft, Schönheiten an allen Ecken und Enden, Forschergeist und Denkergeist, eher ein Zuviel an Möglichkeiten als ein Zuwenig. Aber was machen wir? Wir denken uns eine dumme kleine Konstruktion aus, der wir den Namen *Geld* geben und alle Macht der Welt übertragen. Als Einfall nicht uncharmant, in seiner Auswirkung aber fatal. Ruinös. In der Tat alles andere als gottgefällig.

Hat Gott das vorausgesehen? Konnte er ahnen, dass wir aus der Notwendigkeit eines nicht verderblichen Zwischentauschmittels eine auf den Punkt gebrachte Gier entwickeln? Und mit »Punkt« ist die Münze gemeint, das Gehäuse der Kaurischnecke, das riesenhafte Steingeld, die luftig-leichte Banknote oder der noch luftig-leichtere Geldbetrag, der zauberisch auf einem Bildschirm auftaucht, verschwindet, auftaucht, ver… War es das, was Gott vorhatte? Stimmt der

Spruch, der da meint: *Wenn du wissen willst, was Gott von Geld hält, dann schau dir die an, denen er es gibt*? Oder stellt diese Form unheilvoller Transaktion eher etwas dar, womit er nicht hatte rechnen können? Womit niemand hatte rechnen können. Wie niemand damit gerechnet hat, dass wir uns einmal in kleine, leichte, tragbare Telefone verlieben werden.

Ein Geldstück ist immer eines, das anderswo fehlt. Die Gier setzt sich mit der Leichtfüßigkeit eines Tänzers durch und verunmöglicht jegliche Perfektion des Menschseins. Es existiert nur noch ein Unten und Oben. Und präsentiert ein absolutes Versagen Gottes. Wenn man sich ihn nicht als einen Sadisten vorstellt, der das Böse fördert, um besser strafen zu können. Sondern ihn als ein liebendes Wesen begreift, das dem Menschen alles Glück dieser Welt wünscht.

Und dann dieses Fiasko! Gott anders als einen Gescheiterten zu definieren wäre eigentlich Blasphemie. Es wäre, als würden wir ihm einen teuflischen Ehrgeiz andichten.

Wie würde ein Wettbewerb aussehen, den Gott gestaltete? Dieses Ringen würde wohl auf eine attraktive Weise unentschieden ausgehen. Doch nichts langweilt den Menschen so sehr wie ein Unentschieden. Außer es bedeutet, dass jemand Drittem dieses Unentschieden nützt. Für uns ist außerhalb des Nutzens ein Denken schwer möglich.

Warum aber hat uns Gott diesen Trieb gegeben? Um ihn zu überwinden und im Rahmen der Überwindung glücklich zu werden? Doch Zufriedenheit, wie wir sie kennen, findet im Unentschieden einfach nicht statt. Abgesehen von einer freundlichen, aber kaum ernst gemeinten Geste. Leute, die sich die Hand reichen, sich eigentlich aber eine Kugel in den Kopf jagen wollen. Nein, wir sehnen uns nach der Ungleichheit. Nach Dingen, die einer hat und ein anderer nicht.

In der Bildhauerei heißt es, die Figur stecke per se im Steinblock und müsse bloß aus ihm herausgehauen werden. Das gilt auch für die Bitterkeit, die dank ehrgeiziger Schläge freigelegt wird. Wenn aller Ehrgeiz verarbeitet ist, bleibt die Figur der Verbitterung übrig. So ist nicht nur kein Sieg ohne eine Niederlage möglich, sondern – und das ist viel entscheidender – eine Niederlage macht jeglichen Triumph überhaupt erst denkbar. Wie der Bildhauer kein Bildhauer wäre, gälte es nicht, eine Figur aus dem Stein zu befreien.

Mit der Ungleichheit ergibt sich aber nicht nur ein materieller Unterschied zwischen einem mancherorts »Zuviel«, das an anderer Stelle ein »Zuwenig« bedingt, sondern auch die deprimierende Groteske des Vergleichs. Niemand hat das so klar ausgedrückt wie Søren Kierkegaard: »Das Vergleichen ist das Ende des Glücks und der Anfang der Unzufriedenheit.«

Der »gescheiterte Mensch« ist einer, dessen ganze Leistung sich aus der Unzufriedenheit und dem Vergleich mit dem vermeintlich Besseren schöpft. Nichts, was wir tun – und vor allem das Überdurchschnittliche –, würde entstehen, wenn nicht zuvor ein Vergleich stattgefunden hätte. Das ist so normal, dass uns die Unmenschlichkeit dieses desaströsen Tuns gar nicht mehr als Krankheit auffällt und wir lieber von gesundem Ehrgeiz und belebender Konkurrenz sprechen.

Man kann sich gut vorstellen, wie es Gott, wenn er uns anschaut, mit Trauer erfüllt. Wobei aus den angeborenen Schwächen des Menschen immerhin auch die Möglichkeit erwächst, eine Entschuldigung dafür zu finden, dass es so ist, wie es ist. Aber dies erscheint eher als eine aus der Not geborene Tugend. Wenn eben nichts mehr bleibt als Gottes Großzügigkeit gegenüber dem Monster Mensch.

Andererseits ist das Scheitern Gottes an seiner Kreatur wiederum ein schönes Spiegelbild jeglichen menschlichen Scheiterns an allen möglichen Dingen. Und der Tod selbst erscheint somit als ein Höhepunkt des Scheiterns, der den Verstorbenen – hoffentlich – direkt vor den Gabenteller himmlischen Verzeihens führt.

Es darf freilich nicht verwundern, wie schwer sich die

Menschen tun, das Bild eines ihnen zugeneigten und verständnisvollen Gottes zu zeichnen, zu sehr ist ihnen seine Enttäuschung bewusst. Ich denke, dass sich die Anschauung, Gott sei tot, darum durchgesetzt hat, weil gerade die Aufklärung das Bild vom strafenden, zornigen, aber keinesfalls scheiternden Gott im wahrsten Sinne seziert hat. So wäre der Mensch von da an gezwungen gewesen, sich Gott gleichermaßen liebend wie auch als einen an seiner Schöpfung Zweifelnden vorzustellen. Dann schon lieber tot. Selbst mit den meisten Gläubigen kann man über Gott nur wie über einen Toten sprechen, dessen Tod halt in die Abstraktion führt. Wer sich Gott allen Ernstes als einen Gesprächspartner und als ein Gegenüber denkt – ihn sich also »gegenständlich« denkt –, der wird für naiv oder nekrophil gehalten. Stattdessen erinnert unser heutiges Bild von Gott an ein Gemälde von Piet Mondrian: *Komposition in Weiß, Rot und Blau.*

Und der Teufel? Er müsste eigentlich ganz zufrieden sein. Denn trotz aller dramatischen Kommentare zu Kinderschutz und Tierschutz und Klimaschutz und irgendwie anvisierter fairer Bezahlung, trotz aller Lyrik und Spendengalas, trotz aller englischer Märchenhochzeiten, Papsternennungen und einer in manchen Teilen der Welt sehr weit fortgeschrittenen Hygiene darf der Teufel konstatieren, wie böse und schlecht die Welt ist. Und nicht erst, wenn ein durchgeknallter Siebzehnjähriger an seiner Schule ein Blutbad anrichtet oder eine Horde Besoffener über ein Mädchen herfällt. Der Wettstreit, der vermeintliche Überlebenskampf (der einen Engpass suggeriert, wo eigentlich ein weites Tal sich ausbreitet) verwandelt auch die Friedlichen und Gutmütigen in Bestien. Diese ewige Angst, man könnte auch nur einen Millimeter von was auch immer einbüßen. Der Konsum ist kein Produkt des Kapitalismus, sondern der Angst. Zu kurz zu kommen ausgerechnet in einer Welt des Überflusses.

Aber ist das wirklich des Teufels Verdienst? Darf er sich als der Nichtgescheiterte ansehen? Darf er über Gott triumphieren? Ist er glücklich? Glücklich mit einer Welt, in der die letzte verbliebene Freude die der Ekstase ist?

Das Partywesen besitzt auffallende Ähnlichkeiten mit unseren Vorstellungen von der Hölle: Es ist laut, es ist heiß, es ist eng, die Menschen schwitzen, stöhnen, bewegen sich tentakelisch und sind getrieben von einer stimulanzienbedingten Wollust. Selbst wenn man sich in die Natur begibt, ist es wie ein Wettstreit um die beste Kleidung, die besten Schuhe, die beste Sonnencreme auf unserer Haut. Wir sind alle Reinhold Messner, aber von George Clooney verkörpert. Wir fürchten uns weniger vor Lawinen und Stürmen und Muren als davor, zu wenig attraktiv in selbige zu geraten. Die eigene Haut ist nicht so wichtig wie die, die an uns klebt.

Niemand auf dieser Welt, selbst der Allerärmste nicht, sehnt sich noch nach Gerechtigkeit. Im Gegenteil, auch der Ärmste sehnt sich nach Überlegenheit. Zynisch ist dabei nicht, dass ich das sage, sondern dass es geschieht.

Wo aber sind die Leute, die dem Teufel ihre Seele verkaufen? Was sind Seelen wert, die zuvor bereits Unternehmen wie Facebook und Twitter gänzlich ohne Anspruch auf Entlohnung angeboten wurden? Was bleibt dem Teufel da noch anderes übrig, als Vorsitzender einer Lottogesellschaft zu werden. Und in solcher Position die wilde Hoffnung auf ein paar richtige Zahlen zu schüren.

Ich glaube, als der Teufel in die Welt kam, hatte er einen Kampf um den Menschen im Sinn. Er wollte ein Individuum, das sich willentlich und leidenschaftlich auf die Seite der Macht begibt, die wir nach einem berühmten Film die »dunkle« nennen. Er wollte den Menschen Gott entreißen. Und wollte dabei ganz sicher, dass ihm etwas gelinge, was Gott nie gelang. Nämlich von den Menschen weniger gefürchtet als geliebt zu werden. Beziehungsweise in der Folge nicht für tot, sondern für lebend erklärt zu werden. Aber Tatsache ist doch, dass unsere Bösartigkeit ganz ohne den Teufel auskommt. Sie ist sehr viel weniger dämonisch (dämonisch ist sie eigentlich nur im Kino, auf den Gemälden von Rubens oder bei Netflix) als vielmehr hausgemacht. Hausgemacht, aber billig hausgemacht. So immens die Schrecken des Krieges erscheinen mögen, es sind nicht wirklich Kriege um höhere Werte, sondern um niedrige. Es geht um Land, um Positionen, um Ablenkung, um Ressourcen, um die Langeweile, die der Frieden mit sich bringt.

Hätte der Teufel die Langeweile erfunden, er könnte sich glücklich schätzen. Aber sie ist wohl eher ein Produkt der Evolution und damit eine von Gott zwar nicht gewollte, aber doch verursachte Erscheinung.

Ein Krieg, wie ihn der Teufel im Sinn hat, würde natürlich geistige Größe besitzen. Ganz sicher würde er nicht darin bestehen, dass die von der einen Staatsmacht losgeschickten armen Idioten auf die von einer anderen Staatsmacht losgeschickten armen Idioten treffen. Und dass die Zivilbevölkerungen in einer Weise zu Schaden kommen, die eigentlich nur den höchst profitablen Wiederaufbau ausgelöschter Gebiete im Sinn haben kann. Das ist ökonomisch richtig, aber teuflisch niveaulos. In des Teufels Krieg hingegen würde es immer um Physik gehen, um die Frage, woraus die Welt besteht und inwieweit alles auch anders denkbar wäre. Eine Revolution der Materie. Eine Revolution auf Erden, die folgerichtig auch eine Revolution im Himmel zur Folge hätte. Eine Umkehr von Himmel und Hölle. Ein Himmel, blutrot gefärbt. Aber nicht von einer aufgehenden oder untergehenden Sonne, sondern von einem explodierenden Stern.

Im Krieg des Teufels würde es um die Vorherrschaft einer bestimmten Philosophie der Verneinung gehen. Einer Verweigerung des Lebens.

Stattdessen bemerken wir den Teufel so wenig, als würde ein Christus an jeder Ecke stehen und sich die Leute später rechtfertigen, es sei nicht ihre Schuld, ihn nicht zu erkennen, wenn er so ganz ohne Kreuz auf seinem Rücken daherkomme.

Natürlich werden nun einige meinen, dass, wenn man die Existenz des Teufels für möglich halte, sein Einfluss doch ständig deutlich werde, im Großen wie im Kleinen, im Familiendrama wie im Weltdrama. Und dass im Zuge diverser Völkermorde, gezielter Ausrottung und gezielter Demütigung seine Einflüsterungen kaum übersehbar seien.

Doch dass der Teufel sich in seinem Hass *gegen* ein bestimmtes Volk wendet, ist so unlogisch wie die Vorstellung, Gott könnte sich in seiner Liebe *für* ein bestimmtes Volk aussprechen. Beides ist unsinnig. Zu sehr von der Erde her gedacht, nicht von Himmel oder Hölle.

Auch erscheint die Gewalt im Kleinen, im Häuslichen, im Privaten der Familie oder Halbprivaten der Straße weniger als Ausdruck einer brillanten Intervention, sondern wirkt vielfach als eine stumpfsinnige Folge von Reflexen. Wie hier ein Missbrauch auf den anderen folgt. Sich aus einer Ohrfeige die nächste speist. Aus dem Hinschlagen das Zurückschlagen. Aus dem Betrug der Gegenbetrug. Aus dem Wegsehen eine Kultur des Wegsehens. Aus der Willensfreiheit die zwanghafte Fortführung der Gier.

Ich mag schon glauben, dass der Teufel den Menschen inspiriert, von Beginn an, so wie natürlich auch Gott, doch das Ergebnis mag den Teufel nicht wirklich befriedigen. Wie wenig die alltägliche wie historische *Hässlichkeit des Bösen* an seine ästhetischen Vorstellungen heranreicht. Der Teufel ist wie Gott ein Künstler, der ein Bild malt. Und möglicherweise stammt die Idee vom Fressen-und-Gefressenwerden aus seiner Feder und seinem Pinsel, und vielleicht hat auch er die allergrößte Hoffnung in das Auftauchen des Menschen gesetzt. Eine schöne, grandiose, eine philosophische Bösartigkeit. Stattdessen setzte sich etwas durch, das wir nach Hannah Arendt die *Banalität des Bösen* nennen. Und banal ist es, das Böse, im Sinne von simpel und stillos wie auch im Sinne von allgemeingültig. Ihm fehlt so oft ein Glanz, eine kluge Komik, eine kompositorische Note. Es fehlt auch so oft die Größe, auf das Böse zu verzichten, und zwar im Sinne von »kill your darlings«, um es nämlich an anderer Stelle oder in anderer Form zu einer besseren Wirkung kommen zu lassen.

Wenn wir uns wehtun können, tun wir uns weh.

Wir sprechen zwar öfter von der »Hölle auf Erden« und weniger vom »Himmel auf Erden«, aber das können wir nur tun, weil wir eine geringe Vorstellung von etwas *schönem Bösen* besitzen. In der Hölle spricht niemand von einer »Erde in der Hölle«, das wäre so, als redete man von einem Pissoir, das von zwei Handwerkern fälschlicherweise an einen Rembrandt montiert wurde.

Ich denke, somit ist auch der Teufel gescheitert. Am Menschen gescheitert. Und in solcher Weise Gott sehr nahe. Nicht wie Brüder im Geiste, aber Brüder im Unvermögen, von den Menschen gesehen und gehört zu werden. Gott und der Teufel müssten in den Teams von Real Madrid und Manchester United spielen, um wirklich gesehen und gehört zu werden. Aber bei aller Macht, dort scheinen sie nicht sein zu wollen.

(Man kann, glaube ich, sagen, dass jegliche Religion die raffinierteste Erfindung des Menschen darstellt, um Gott zu übersehen und den Teufel ins Absurde hinein zu erhöhen wie gleichermaßen ihn zu bagatellisieren.)

Das Leben eine Krankheit

Wenn wir nicht gesund sind, sind wir krank. Dazwischen gibt es nichts. Außer vielleicht die Einbildung des Halb-gesund-Seins wie des Halb-krank-Seins. Zur Kränklichkeit also eine Art Gesündlichkeit, wenn man etwa ohne wirkliches Fieber ist, sich aber fiebrig fühlt, wenn man seinen Körper spürt und sich denkt: Es könnte besser sein.

Die Frage ist, ob Krankheit ein Spezialzustand der Gesundheit ist oder eher die Gesundheit eine Pause vom Kranksein.

Als in dem Film *Unbreakable* die von Bruce Willis gespielte Hauptfigur David Dunn als einziger Passagier ein katastrophales Zugunglück überlebt – und zwar ohne einen einzigen Kratzer –, stellt sich alsbald die Frage, wie oft er in seinem Leben krank gewesen ist. Er denkt ernsthaft darüber nach, wann er zuletzt auch nur einen simplen Schnupfen hatte, fragt seine Frau, die sich aber gleichfalls an nichts erinnern kann. Zur Normalität gehört schlichtweg dazu, hin und wieder krank zu sein, das ist das Mindeste. Doch Dunn muss einsehen, dass er es nie war, er muss seine Abnormität begreifen, die schließlich in die Erkenntnis mündet, ein leibhaftiger Superheld zu sein. Die reale Verkörperung einer aus Comicfantasien stammenden übernatürlichen Erscheinung.

So beginnt also sein Wissen um die eigene Außerordentlichkeit nicht mit der Einsicht in *starke* Fähigkeiten, in die eigene Macht, sondern in einen Mangel an Schwäche, die Unfähigkeit, krank zu werden.

Dunn fügt sich in seine Rolle eines geheimen Superhelden, der nicht nur nie krank wird und über eine extreme körperliche Kraft verfügt, sondern auch die Fähigkeit besitzt, durch das kurze Berühren von Menschen detaillierte Einblicke in deren böse Taten zu gewinnen. Er besitzt einen Röntgenblick für die Unmenschlichkeit. Etwas, für das es freilich mitunter genügen würde, jemandem einfach beim Sprechen zuzuhören.

Doch es zeigt sich, auch Dunn hat eine Schwäche. Sein *Kryptonit* ist schlichterweise Wasser. Kryptonit, das ist – für die, die es vergessen haben – jenes grünlich glänzende Mineral, dessen Strahlung für den Mann, den wir *Superman* nennen, lähmend bis tödlich ist, während es uns Normalsterblichen kaum etwas anhaben kann. So wie uns ja auch erst eine sehr große Menge Wasser in Bedrängnis bringt oder gar tötet. David Dunn hingegen muss sich bereits vor simplem Regen schützen. Und doch gibt ihm genau dieser Umstand so etwas wie Normalität zurück. Normalität, zu der die Schwäche, die Krankheit, der Makel ganz unmittelbar gehören. Das Kryptonit macht aus dem Alien Superman einen Menschen, wie es in ähnlicher Weise das Wasser aus dem Übermenschen Dunn macht.

Es ist alles andere als ein Spaß, krank zu sein, natürlich. Aber die Intensität, mit der wir es sind, mit der wir uns gerade dann spüren, wenn etwas *nicht* stimmt, schafft die Basis für unser Bewusstsein. Bereitet uns auf den Moment vor, da wir uns gesund fühlen. Das Hin und Her zwischen diesen Zuständen ist die Pendelbewegung des Lebens. Wobei Novalis sicher recht hat, wenn er meint, dass das Wesen der Krankheit so dunkel sei wie das Wesen des Lebens.

Natürlich, wenn man nicht zu denen gehört, die Gott für diesen Umstand der Krankheitsanfälligkeit verantwortlich machen, könnte man sagen, die Krankheit ist eine Idee der Natur, um Anpassungen zu beschleunigen. Oder auch nur die Vielfalt zu bestätigen, zu der eben auch Viren, Krebszellen, Parasiten, Pilze und Melancholie gehören. Beziehungsweise, dass die Natur stets ein Gegensatzpaar im Sinn hat. Zum Schlaf gehört die Schlaflosigkeit wie zum Lachen das Weinen, so sehr die an Schlaflosigkeit Leidenden gerne auf ihr Schicksal verzichten würden. Wer nicht? Aber die »freie Wahl« steht nicht zur Diskussion. Selbst Superhelden werden in ihre Schwäche hineingeboren und bestätigen die Vielfalt.

Provokant wäre natürlich, zu sagen, dass die Krankheit darum auf die Welt kam, weil die Natur intuitiv wusste, dass es einmal Mediziner geben würde, eine sehr spezielle, privilegierte Art: vom Schamanen über den Medizinmann bis hin zum Chefarzt, österreichisch *Primar* – ein Wort, das eigentlich alles sagt. Die Mediziner als eine »Spezies«, die ohne die Krankheit nicht existieren könnte, denn allein um die Gesundheit völlig Gesunder zu pflegen, würde etwa die Kosmetik oder die Gymnastik absolut ausreichen. Natürlich, auch der Beruf des Kfz-Mechanikers wäre nicht entstanden, wäre nicht das Auto erfunden worden. Und doch scheint mir das Verhältnis zwischen Krankheit und Medizin sehr viel unmittelbarer. Genetisch.

Bei aller Kritik an den Ärzten, ihrer Verschreibungspraxis, ihren Abhängigkeiten von der pharmazeutischen Industrie, überfüllten Praxen, Zweiklassenmedizin, nicht zuletzt den Hürden, die die Ärzte schaffen, indem sie Sprechstundenhilfen beschäftigen, ist es doch so, dass wir uns nirgends so sicher fühlen wie in ihrer Obhut. Der Begriff vom »Gott in

Weiß« ist ja nur dahingehend veraltet, als dass er auf das männliche Geschlecht reduziert ist und es eben zur Genüge auch »Göttinnen in Weiß« gibt. Faktum ist, dass wir in dem Moment, da wir unserem Arzt oder unserer Ärztin gegenübersitzen, automatisch erfassen, es nicht nur mit einer Person zu tun zu haben, die gute Noten in der Schule hatte und ein bestimmtes Studienfach abgeschlossen hat (wie wir das etwa bei Juristen gerne denken), sondern dass wir hier jemandem begegnen, der aus denselben Gründen existiert, aus denen die Krankheit existiert, die uns im Moment so zu schaffen macht.

»Auch Ärzte werden krank!«, höre ich es aus dem Publikum rufen.

Ich rufe zurück: »Kennen Sie einen?«

Es ist wie mit Bruce Willis als David Dunn, der anfangs meint, *natürlich* auch mal krank gewesen zu sein, sich allerdings bei genauer Nachfrage überhaupt nicht mehr daran erinnern kann.

Stimmt, es gibt die Anschauung, Ärzte würden darum so selten krank werden, weil sie im Umgang mit ihren Patienten eine gewisse Abhärtung erfahren, immunisiert sind, sich gewissermaßen immer sehr früh auf dem aktuellsten Stand einer Epidemie befinden und zudem natürlich dank ihres Know-hows sich gut vorzubereiten wissen. Es ist aber sicher auch ihre spezielle Haltung. Ihre Souveränität. Ärzte fürchten die Krankheit nicht. Sie fürchten das Scheitern, wie auch Künstler das Scheitern fürchten. Aber nicht die Materie, mit der sie sich beschäftigen. So wenig ein Fisch – bei allen Gefahren der Meere – das Wasser fürchtet, in dem er sich bewegt.

Wenn meine gewagte Theorie stimmt, dass die Krankheit entstand, weil die Natur die Existenz der Ärzte voraussah, dann erklärt dies gut das Gefühl der Patienten, nicht nur einem in der Sache Gelehrten gegenüberzusitzen, sondern noch vielmehr einem Eingeweihten. Einem, der das »dunkle

Wesen« der Krankheit in einer Weise kennt, die jenseits der Medizin stattfindet.

»Jenseits der Medizin«, das impliziert, dass die Medizin selbst mehr ein Ritual ist. Ein Ritual, das das geheime Wissen des Arztes ins Menschliche und Verständliche übersetzt. Auf eine bestimmte Weise könnte man sagen, dass jede Heilungsmethode, jedes Präparat eine symbolische Geste darstellt, der Placeboeffekt eben auch für Medikamente gilt, die nicht aus Traubenzucker, sondern aus hochwirksamen Stoffkombinationen bestehen. Doch der eigentlich wirksame Akt ergibt sich aus der Niederschrift eines Rezepts, und daran ändert auch ein Computerausdruck nichts. Das Rezept bleibt selbst als tausendfach verschriebenes Blutdruckmedikament ein Ritual, bei dem der Eingeweihte dem Nichteingeweihten eine Botschaft überreicht. Eine Botschaft, die wie eine kleine Taschenlampe Teile des »dunklen Wesens« der Krankheit zu erhellen vermag.

Das macht uns in den seltensten Fällen vollkommen gesund, vielmehr kultiviert es die Krankheit. Was nicht heißt, es wäre besser, ohne Arzt zu sein. Das ist Unsinn, krank werden auch die, die nicht zum Arzt gehen oder meinen, eine Krankheit würde erst im Moment ihrer Beobachtung real werden. Ein wenig so wie jene Physiker, die die Anschauung vertreten, ferne Teile des Universums würden erst mit ihrer Aufzeichnung Realität erhalten und ohne das Moment der Beobachtung gar nicht existieren. Das mag für das Universum gelten, es gilt nicht für die Krankheit, die etwa auch jenen Zuckerkranken erblinden lässt, der sich blind stellt.

Indem wir dank des Arztes die unvermeidbare Krankheit kultivieren, lernen wir, ein *besserer* Kranker zu sein. Es besteht geradezu ein Wettbewerb unter den Patienten, eine Auseinandersetzung betreffs der Formen des Rituals. Was ja zu einem Gegensatz zwischen Schulmedizin und vielen alternativen oder exotischen Methoden geführt hat.

Es ist die Frage, welchem Arzt wir eher zutrauen, mit dem Kern der Krankheit verwachsen zu sein. Seine Methode ist dann bloß sichtbarer Ausdruck dieses Verwachsenseins, gleich, ob er uns eine Pille hinlegt oder eine Hand auflegt. Man könnte auch sagen, wir trauen eher dem, von dem wir meinen, er würde die Ursprache der Krankheit besser verstehen.

Krankheit als Chance ist ein gerne benutztes Schlagwort und beliebtes Ratgeberthema. Und man könnte es tatsächlich als eine der vielen Variationen des Scheitern-als-Chance-Komplexes ansehen.

Ist das jetzt bloß etwas, das man als die Tugend aus der Not bezeichnen könnte? Oder doch als ein Auftun von Möglichkeiten, die sich eben ohne diesen speziellen Zustand niemals auftun und ermöglichen würden? Also etwas sehen und erkennen und erleben, was man im gesunden Zustand nicht sehen und erkennen und erleben würde. Und damit sind nicht allein der Schmerz, die Angst und der Ärger gemeint, den die Krankheit hervorruft.

Ernst Glaeser schreibt in seinem Buch *Jahrgang 1902*: »Krankheit ist für viele Kinder das einzige Mittel zur Isolierung, denn solange sie gesund sind, müssen sie tun, was die Erwachsenen verlangen.«

Zudem, möchte ich anfügen, erleben wir, wenn wir Kind und krank sind, mitunter eine Nähe und Fürsorglichkeit besagter Erwachsener, die uns, solange wir gesund sind, kaum erfahrbar wird. Wir bekommen Tee ans Bett gestellt, Thermophore auf den klagenden Bauch gelegt, kühlende Wickel um die Beine geschnallt, Cremen über die Brust verrieben und vorsichtig auf Löffeln in den Mund geschobene Mixturen verabreicht (in einer Weise, die suggeriert, auf diesen Löffeln schwömmen nicht Produkte der Firma Ratiopharm oder der homöopathischen Konkurrenz, sondern verflüssigte

Schutzengel). Unsere Körpertemperatur wird gemessen, als wäre ihre Höhe das zentrale Thema der Welt, und wenn sie von hoch auf nicht ganz so hoch sinkt, erscheint dies als das größte Glück, ein Glück, für das wir keine Eins in Mathe erringen und keinen lebensgefährlichen Sprung über den Barren absolvieren müssen. Wir müssen nur ausruhen.

Aber klar, wir wollen gesund werden. Je älter wir sind, umso schneller. Damit wir – könnte man meinen – auch schneller wieder krank sein können. Zu diesem System des Gesundwerdens gehört natürlich die Ungleichbehandlung, etwas, das wir Zweiklassenmedizin nennen, auch wenn es in Wirklichkeit mehr als nur zwei Klassen sind, die hier unterschieden und bedient oder auch nicht bedient werden. Und dies nun ist wirklich ein Beweis für den niedrigen Stand unserer Gesellschaft. Echte Zivilisation hätte eine solch barbarische Bestechungskultur nicht nötig, würde sie in den Bereich einer gänzlich illegalen Untergrundmedizin verbannen, wo dann Mafiabosse und Terroristenführer einen schnelleren Termin bekämen als die ihnen unterstellten Schergen. Aber eben nicht Herr Maier und Frau Müller.

Die, welche schon einmal das Universum bereist und andere bewohnte Planeten besucht haben, wissen darum, dass keine nur annähernd höhere Zivilisation im eigenen Gesundheitssystem einen Unterschied zwischen dem einen oder anderen Patienten macht. Dies erschiene unmoralisch wie auch gesellschaftszersetzend. Privatmedizin ist – wie so manche Krankheit – auf den meisten Planeten schlichtweg *ausgerottet*.

Warum nicht bei uns Menschen? Wenn man nämlich unsere Medizintechnik betrachtet, so kann sie durchaus mithalten mit den Methoden jener angesprochenen Hochkulturen. Wir sind so ungemein klug, wenn wir Maschinen bauen, und so primitiv, wenn wir Gesellschaften bauen.

Und anstatt dem Übel Herr zu werden, werden die Leute, die es sich irgendwie leisten können, auch noch aufgefordert, sich zusätzlich privat zu versichern.

Dass ein Teil der Ärzteschaft das System einer offiziellen Bestechungskultur verfolgt – wie einst jene katholischen Kleriker, die sich des Ablasses bedienten –, zeigt, dass sie nicht nur mit dem »dunklen Wesen« der Krankheit vertraut sind, sondern auch mit dem »dunklen Wesen« der Seele, dessen unbändiges Sehnen sich in einem gut gefüllten Bankkonto und einer gut gefüllten Garage weltliche Erleichterung verschafft.

Gerade waren wir noch beim friedenstiftenden Aspekt des Krankseins, des Darniederliegens, den Kinder erfahren dürfen. Wenn sich trotz Hustens und Fiebers, trotz Schmerzen im Kopf und in den Gliedern, trotz juckender Haut und geschwollener Drüsen eine Idylle auftut. Ein Reich des Bettes und der Fantasie und der willkommenen Fluchten, ein Reich, in das die fürsorglichen Eltern bloß wie dienstbare Geister der Außenwelt einbrechen.

Anders sieht die Sache freilich aus, wenn man mitten im Arbeitsleben steht und das Kranksein – so sehr es alle betrifft – als Ausdruck einer persönlichen Schwäche angesehen wird. Eines Versagens. Was es zu verhindern, besser gesagt zu verbergen gilt. Man wird nicht krank. Und wenn man es doch wird, dann trägt man die Krankheit nicht ins Bett, sondern in die Arbeit. Damit auch die anderen krank werden und dann natürlich ebenfalls nicht zu Hause bleiben, um dort etwa Comics zu lesen.

Auf *Klaristin-e*, einem Planeten im Sternbild Leier, würden sie einen lynchen, wenn man auch nur mit einem Schnupfen das Büro beträte. Was aber nicht bedeutet, dass man auf *Klaristin-e* jegliches Kranksein verteufeln würde oder dass kaum jemand krank wäre. Die dortigen Bewohner, die uns übrigens sehr ähnlich sehen, leiden genauso an einer Vielzahl von Krankheitsformen und Einbußen des Körperlichen, aber sie tun nicht so, als müsste das anders sein, sobald man zu den Erwerbstätigen zählt. Was mit sich bringt, dass es viel höhere Krankenstände als bei uns gibt, dafür jedoch ein Klaristiner, der sich von seinem Kranksein erholt hat, mit bedeutend mehr Elan an seine Arbeitsstätte zurückkehrt. Abgesehen davon haben die Klaristiner erkannt, dass ein Teil ihrer Arbeit aus Leerläufen besteht und man die Zeit, die jemand im Krankenstand verbringt, dann auf die Leerläufe anrechnen kann. So haben sie eine Arbeitswelt von höchster Effektivität entwickelt, in der ausreichend Zeit ist, nicht nur krank zu werden, sondern auch wieder gesund.

Ich muss gestehen, ich bin ein Hypochonder. Etwa so lange, wie ich weiß, dass es dieses Wort gibt. Beziehungsweise eine zu diesem Wort gehörende Veranlagung. Das ist wirklich kein Spaß, so sehr diese »psychische Störung« zu Witzen Anlass gibt, wie etwa dem von dem Arzt, der soeben von der Krankenschwester erfährt, der Hypochonder in Zimmer 15 sei gestorben, und darauf meint: »Jetzt übertreibt er!«

Oder die wunderbare Stelle in Woody Allens Komödie *Hannah und ihre Schwestern*, als der von Allen gespielte TV-Autor und chronische Hypochonder seiner Assistentin als Beweis für die Stichhaltigkeit seiner Ängste erklärt, letztes Jahr ein gewaltiges Melanom auf seinem Rücken entdeckt zu haben. Woraufhin seine Assistentin ihn daran erinnert, dass dies bloß ein Tintenfleck auf seinem Hemd gewesen sei. *Ja aber*, meint die von Allen gespielte Figur, alle hätten auf diese Stelle auf seinem Rücken gezeigt.

Und wirklich ist dies der eigentümliche Widerspruch, mit dem ein Hypochonder ein Leben lang zusammen ist. Er weiß ja, *was* er ist. Und doch nützen sie ihm wenig, all die Diagnosen und Tests, die seinen Befürchtungen widersprechen. Für einen Hypochonder gilt in Abwandlung des berühmten Fußballspruchs: *Nach* der Untersuchung ist *vor* der Untersuchung. Er lebt mit der Überzeugung, dass, nur weil es diesmal gut ausgegangen ist, sich also das Melanom als Tintenfleck herausgestellt hat, es nicht heißt, dass es auch beim nächsten Mal gut ausgehen wird. Eher nimmt er an, dass es sich bei dem Tintenfleck um ein Zeichen, ein böses Omen, eine Ankündigung handelt.

Hinzu kommt der latente Zweifel des Hypochonders an den Aussagen des Arztes. Die meisten Patienten mögen Ärzte für Götter halten, zumindest für Halbgötter oder speziell Eingeweihte, der Hypochonder sieht im Arzt vor allem einen Menschen, der sich irren kann.

Das steht nicht wirklich im Widerspruch zu meiner verrückten Annahme, die Krankheit sei entstanden, weil sie die Existenz der Ärzte vorausgesehen habe, also Ärzte eine Schöpfung der Krankheit seien. Und es steht auch nicht im Widerspruch dazu, wie abhängig Hypochonder von ihren Ärzten sind, die meisten Hypochonder sind in ihre Ärzte geradezu verliebt.

Zudem ist es ja selten so, dass man als Hypochonder völlig gesund wäre und allein in den Dimensionen der Einbildung krank ist. Man verfügt durchaus über Krankheiten und Schwächen und wahrhaftige Symptome, erkennt aber in erster Linie deren unheimliches Potenzial.

Man könnte auch sagen, der Hypochonder ist schlichtweg eine Person, die stärker als andere den Tod im Blick hat. Der ja kommen wird, siehe Zimmer 15.

Als ich achtzehn war, war ich fest davon überzeugt, nur noch ein Jahr zu leben. Veränderungen der Haut, ein Knoten seitlich am Hals, Schmerzen im Unterleib, Nachtschweiß, eine kleine »Beule« im Mundinnenraum (die ich vierzig Jahre später noch immer besitze), Zucken in den Augen, die merkwürdige Schwierigkeit, ein Formular auszufüllen. Und als ich dann zum Arzt ging, der erschreckende Moment, als mir allen Ernstes der eigene Name nicht einfiel. Für einen kurzen Moment nur. Aber lange genug, um fluchtartig die Arztpraxis wieder zu verlassen.

Mitunter überlegte ich, dem Tod zuvorzukommen. Allein diese Möglichkeit gab mir ein gutes Gefühl. Ich weiß noch, wie sehr ich die Partys genoss, die ich besuchte, das Kennenlernen, die Gespräche, das Verliebtsein, die Ausgelassenheit, auch das Scheitern dabei, wenn ich ungeküsst blieb. Denn selbst der Ärger darüber erschien mir als ein würdiger Augenblick. Wie all die Dinge, an die ich mich erinnern wollte, wenn ich einmal tot wäre. Wenn mich der Tod holen würde wie auf dieser Zeichnung von Käthe Kollwitz, *Ruf des Todes*. Kein monströser Sensenmann, sondern eine Hand, eher die Hand eines alten Menschen, eine Hand, die einen sachte an der Schulter fasst, während man – ein Gespräch unterbrechend – sich nach ihr umdreht und begreift: Es ist an der Zeit, nicht morgen, nicht demnächst, jetzt.

Aber die Hand blieb aus. Das Jahr ging vorbei, und ich lebte noch immer. Ich lebte weiter, um weiter meiner Hypochondrie zu frönen.

In Noah Baumbachs *The Meyerowitz Stories*, in dem Dustin Hoffman einen gealterten, als Vater wie in seiner Kunst gescheiterten Bildhauer spielt, kommt es zu einer abschließenden Szene, als Vater und Sohn vor dem Fernseher sitzen und sich einen alten Schwarz-Weiß-Film ansehen und Hoffman meint: »In den Filmen aus den Dreißigern tragen die Männer immer einen Smoking. Jetzt ist alles viel legerer.«

»Vielleicht haben sie sich schick gemacht«, antwortet sein erwachsener Sohn, »weil das Leben damals kürzer war und sie es feiern wollten.«

Ich denke, genau das gilt auch für den Hypochonder. Seine Hypochondrie ist wie der Smoking, mittels dessen er das Leben, um das er so bangt, feiert. Er sieht es stets bedroht, erkennt dessen ungemeine Fragilität, lebt dauernd im Bewusstsein der Kürze und der unheimlichen Plötzlichkeit, mit der es enden kann, doch seine eingebildeten Krankheiten und übertriebenen Ängste sind der Smoking, mit dem er das Leben feiert.

Und wirklich, viele Hypochonder erkennt man in Wartezimmern an einer speziellen Art von Schick.

So schön es ist, gesund zu sein, so ist es doch die Krankheit, die unser Bewusstsein schärft. Auch wenn das Kranksein unsere Vitalität, unseren Optimismus, unsere Antriebskraft einschränkt, ermöglicht es uns einen genaueren Blick auf das Leben. Im Kranksein, im Moment, da die Gesundheit scheitert und unser Körper einen kleinen oder großen Krieg entfacht, sind wir merkwürdig hellsichtig.

Ich möchte es so provokant sagen: Es sind nicht gerade die Dauergesunden, die die größten Gedanken zu Papier gebracht haben.

Meine verzweifelten Versuche, Mr Ku beim Tischtennis zu schlagen

Sport muss sein.

Es ist zwar überhaupt nicht nachvollziehbar, warum das so ist, aber es ist so. Der Sport erscheint als die hysterische Antwort auf die Frage nach dem Sinn des Lebens. Leute, die sich nicht für Sport interessieren, die nicht wissen, wer grad die Fußballbundesliga anführt und wer grad Weltmeister im Schwergewicht wurde oder die Abfahrt auf der Streif gewonnen hat oder welche Mannschaft den Cricket World Cup gewonnen hat, scheinen auf eine Weise frei zu sein, die allen anderen unheimlich ist. So frei wollen die Leute gar nicht sein und sind darum fest entschlossen, niemals das Gefängnis zu verlassen, in das sie durch den Sport geraten sind.

Ja, Sport ist ein Synonym für lebenslänglich. Und damit ist natürlich nicht der gelebte, sondern der betrachtete Sport gemeint.

Zum Beispiel und an erster Stelle der Fußballsport. Und dieser ist soeben dabei, an sich selbst zu scheitern. Trotz seiner immensen, kaum noch überbietbaren Popularität. Es soll hier gar nicht über die absurden Geldgeschäfte gesprochen werden, die diese Sportart zu einer der bedeutendsten Verfallsformen des Kapitalismus gemacht hat. Sondern über den

Verfall der Sitten, die auf dem Platz stattfinden und die weit Schlimmeres bedeuten als bloß kindhafte Wutausbrüche spätpubertärer Kraft- und Geschwindigkeitsmenschen.

Man vergleiche den Fußball einmal mit dem Rugby. Etwa das jeweilige Verhalten in Situationen einer Schiedsrichterentscheidung, die ja stets Ausdruck einer Krise ist beziehungsweise die Bewältigung einer Krise darstellt. Wenn auf Unklarheit Klarheit folgt. Eigentlich Befriedung dank einer unabhängigen Entscheidung. Der Schiedsrichter ist die Stimme der Vernunft, einer Vernunft, die auf gut und lange durchdachten Regeln fußt.

Im Rugby sehen wir als Schiedsrichter in der Regel einen Mann von gänzlich durchschnittlichen Körpermaßen, der mit dem Selbstbewusstsein seines Ranges und seiner Funktion nach Begutachtung eines Videobeweises und Beratung mit anderen Autoritäten die beiden Mannschaftskapitäne sowie allfällige von seiner Entscheidung betroffene Spieler zu sich beordert. Welche dann – Männer von enormen Ausmaßen in Breite und/oder Länge – in einer idealen Distanz zu ihm, dem Referee, hintreten, nicht zu nah, nicht zu fern. Manche beugen sich ein wenig herunter, um besser zu verstehen, welche Entscheidung er fällt und wie er sie begründet. Sie hören sich das an, nicken dazu, nehmen die Entscheidung an, verziehen selten eine Miene – bloß Anflüge von Freude oder Enttäuschung – und kehren schließlich zu ihren Teamkollegen zurück. Oder einer dieser Spieler verlässt zur Strafe das Spielfeld (in der Regel für zehn Minuten, wenn nicht ein gänzlicher Ausschluss vorliegt), ohne sich aber in Gebärden zu üben, die allein die Ungerechtigkeit der Welt und speziell die Unheiligkeit dieses Schiedsrichters zum Thema haben.

Oder betrachten wir die sogenannten Gedränge (*scrums*), bei denen geordnete Pulks von je acht Spielern (etwa die 890 Kilo Irlands gegen die 921 Kilo Neuseelands) aufeinanderprallen. Im Falle eines Zusammenbruchs solcher Gedränge und einer darum notwendig gewordenen Wiederholung tritt der Schiedsrichter zwischen diese rund 900 Kilo schweren, vom Schweiß dampfenden Blöcke, die da wie Büffelherden stehen, um ihnen in klaren Worten verständlich zu machen, dass sie sich gefälligst am Riemen zu reißen und eine ordentliche Standardsituation herbeizuführen haben, weil nämlich auf den Rängen ein paar Zehntausend sehr geduldiger Zuschauer darauf warten, dass das Spiel in die Gänge kommt.

Wenn man diese Szenen souveräner und akzeptierter Spielführung sieht, wundert man sich nicht, dass auch bei den Zusehern trotz aller der im Sport üblichen Zeichen von Begeisterung und Enttäuschung eine gewisse Vornehmheit herrscht. Etwas Beherrschtes.

Mir scheint, dass das Rugbyspiel und seine Akteure – welche die Gewalt in eine ästhetische Form so roher wie kluger Handlungsabläufe umsetzen – ein Publikum erzeugen, das dem Bedürfnis widersteht, in den Anhängern der gegnerischen Mannschaft einen Stamm verfeindeter Affen zu sehen. Sondern simplerweise Leute, die aus den hundertprozentig gleichen Gründen in diesem Stadium sitzen wie man selbst. Aus einer Lust an eben dieser Ästhetik des geordnet Gewaltvollen.

Kein Wunder, dass, wenn man nach dem Begriff »Hooligans« im Zusammenhang mit Rugby googelt, man vor allem auf jenes britische Sprichwort stößt, das da lautet: »Soccer is a gentleman's game played by hooligans, and rugby is a hooligans' game played by gentlemen« (ein Satz, der angeblich auf Churchill zurückgeht).

Wobei es unsinnig wäre, das Verhalten des Publikums auf die klassenspezifische Herkunft der Fans zu reduzieren. Gentlemen und echte Damen finden man hier und dort, das war nie eine Frage der Klasse, und heutzutage noch viel weniger, so wie sich umgekehrt das Phänomen des Proleten gerecht über alle Milieus verteilt.

Es erscheint mir recht bezeichnend, dass sich im Zuge eines Rugbyspiels zwischen Irland und Australien einige öffentliche Kommentatoren die für den Rugbysport ungewöhnlichen Tobsuchtsanfälle des australischen Trainers nur damit erklären konnten, dieser habe sich Spiele der gleichzeitig stattfindenden Fußballweltmeisterschaft angesehen. So wie man sagt, jemand sei in schlechte Gesellschaft geraten. Einer merkte dazu an, und zwar mit geradezu hörbarem Ekel im geschriebenen Wort: »Their coach seemed as if he's mistaken his sport – so embarassingly footballish.«

Bezeichnend auch, wie der bekannte walisische Rugbyreferee Nigel Owens einem Spieler einmal erklärte: »I don't think we've met before, but I am the referee on this field, not you. Stick to your job and I'll do mine. If I hear you shouting for anything again, I'll have your team missing you. This is not soccer. Is that clear?«

Das ist nicht Fußball!

Was ist denn Fußball eigentlich?

Erregung, Wut, Vendetta? Männer am Rande des Nervenzusammenbruchs?

An vorderster Stelle die rumpelstilzchenartig in ihren Coachingzonen tobenden Trainer, die mit vulgären Gesten jegliche Entscheidung kommentieren, die nicht in jenes Hirnareal passt, wo ein subjektiver Gerechtigkeitssinn zu Hause ist. Und deren Körpersprache die Körpersprache der Spieler auf dem Feld bestätigt. So bilden die Trainer und ihre Spieler *Familien* andauernder Erregung. Familien, deren Ehrgefühl sich mit dem Gefühl paart, unentwegt benachteiligt zu sein.

Sobald der Schiedsrichter im Fußball es wagt, eine Entscheidung zu treffen, die heftiger ist, als das Spiel angepfiffen zu haben (während selbst das Abpfeifen gerne zu Diskussionen führt, mal wird es als zu früh, mal als zu spät empfunden), entsteht etwas, was Reporter gerne mit dem euphemistischen Begriff der Rudelbildung beschreiben. Spieler stürmen voran, die sich für Majestäten halten und somit allein in den Kategorien der Majestätsbeleidigung denken und selbst das dümmste und gröbste Foul für ein Privileg ihrer aristokratischen Freiheit halten. Einer Freiheit, zu der auch sogenannte Schwalben gehören, womit das Vorspielen einer erlittenen Tätlichkeit gemeint ist. Gerade diese Schwalben sind Ausdruck des *Machismo*, der sich ja nicht allein in Männlichkeit, sondern noch viel mehr in Wehleidigkeit ergeht. Ein Machismo, der immer deutlicher die Posen der Fußballer bestimmt. Wie von Rodin modelliert. Aber weder der Denker noch der Kuss, eher der verlorene Sohn und der fallende Mann.

Und klar, es gibt auch verlorene Töchter und fallende Frauen.

Das zuvor erwähnte britische Sprichwort, welches meint, Fußball sei eine Gentlemansportart, gespielt von »hooligans oder »ruffians«, also Raufbolden, stimmt dahingehend nicht mehr ganz, weil man sich die Raufbolde um den Begriff des Präpotenten und Theatralischen ergänzt vorstellen muss. Um die Kunst der Überheblichkeit, einer Ronaldoisierung des Spiels. So werden etwa Jubelgesten im Falle eines Tores zu Überlegenheitsgesten eines tötenden Kriegers. Eines Überkriegers, der wie auf einer Tuschzeichnung von Alfred Kubin als personifizierter, monsterhafter Krieg erscheint. Jeder Torschuss und sein so körperstarkes wie aber auch genialisches Zustandekommen gipfeln in der Demütigung des Gegners.

Der Fußball verliert sich im schlechten Benehmen seiner Götter.

Klar, der Rugbysport besteht nicht aus lauter tugendhaften Schöngeistern, denen man einzig vorwerfen kann, mal ein Guinness über den Durst zu trinken, aber abgesehen von der Spannung und Intelligenz dieser Sportart muss man sich angesichts der Art und Weise, wie Rugbyspieler mit der von Vernunft geprägten Situation einer Schiedsrichterentscheidung umgehen, und wie umgekehrt Fußballer das tun, mal die Frage stellen, mit welchen von diesen Herrn man lieber eine Woche eingesperrt sein möchte – eingedenk meiner Bemerkung von oben, Sport sei ein Gefängnis.

Die wenigsten nun, die mehr oder weniger freiwillig einen Sport erlernen, kommen freilich je in die Situation, daraus eine Profession zu machen, die dann geeignet wäre, gutes oder schlechtes Benehmen in die Welt zu tragen und sich an Schiedsrichtern und Schiedsrichterinnen zu reiben. Die meisten scheitern früh. Weil halt das Talent nicht reicht. Oder die Ausdauer nicht reicht. Oder was dazwischenkommt. Oder man eben schon frühzeitig auf eine Weisheit stößt, wie sie der österreichische Motorsportheld Niki Lauda bei seinem Ausstieg aus der Formel I ausgedrückt hat, als er meinte, es gebe wichtigere Sachen im Leben, »als mit dem Auto im Kreis zu fahren«.

Allerdings ist das Schlimmste am gescheiterten Sportler, wenn er meint, dieses Scheitern in der nächsten Generation – also mittels der eigenen Kinder – wettmachen zu können. Aus dem Sohn den Profifußballer zu formen, der er selbst nicht wurde, die schwimmende Tochter an die nationale oder gar internationale Spitze zu treiben, während man selbst es bloß zum regionalen Mittelmaß brachte (oder gar nur vom Schwimmen träumte). Sich seine Kinder in die Cockpits von Rennautos zu wünschen, auf die Rücken von Turnierpferden, auf übers Eis fliegende Kufen oder in das Team einer Champions-League-Mannschaft, so fest und unabdingbar, dass auch dem Kind nichts anderes übrig bleibt, als sich nach diesen Orten des Triumphs zu sehnen.

Ist das nicht ungemein übertrieben und einseitig? Ist es denn nicht eine Freude, Sport zu treiben? Und eine noch größere Freude, dabei zuzusehen, sich über den Sieg der einen und die Niederlage der anderen freuen zu dürfen? Ist es nicht legitim, sich sein eigenes Kind weniger als das vorzustellen, das es ist, sondern eher als eine Form von Ronaldo oder Messi? Wie ja vielleicht auch Intellektuelle sich ihre Kinder als Formen von Nobelpreisträgern und Büchnerpreisträgern vorstellen und Musiker sich ihre Kinder in das geniale Fingerspiel eines Daniel Barenboim, das geniale Bogenspiel David Garretts oder in die Stimme Anna Netrebkos hineinträumen.

Und doch kann man einem Kind nicht gerade wünschen, über gleichermaßen gescheiterte wie ehrgeizige Eltern zu verfügen. Und vor allem dann nicht, wenn dieses Kind weder über das geforderte Talent noch die erhoffte Leidenschaft verfügt, sich aber dem Wunsch beugt und selbiges Talent herbeifantasiert und dafür ein anderes, tatsächlich bestehendes verdrängt.

Aber wie gesagt, Sport muss sein!

(»Es tut weh, hier zuzuschauen«, erklärt, während ich diese Zeilen schreibe, soeben der Kommentator eines von Fouls und Fehlpässen und Rudelbildungen zerhackten Fußballspiels. Ein Statement wie ein Geschenk der Wahrheit. Und er legt noch eins drauf: »In fünf Minuten sind wir erlöst.« Aber was nützt diese Erlösung? Zu groß die Gier auf das nächste Spiel, die Hoffnung auf zauberhafte, grandiose und geniale Momente oder auch nur auf einen mit Ach und Weh errungenen Sieg. Oder eine Niederlage, die uns alle vereint wie eine Familie vor einem abgebrannten Weihnachtsbaum. Die dennoch irgendwie glücklich ist, weil so ein abgebrannter Baum mindestens drei Generationen lang die Familienhistorie schmücken wird.)

Das darf in einem solchen Buch nicht fehlen. All die letzten Plätze! Denn wenn man sich die Berichterstattung und den vielen Kummer der Leider-nein-Weltmeister ansieht, hat man ja das Gefühl, dass ab dem zweiten Platz alle Plätze irgendwie letzte Plätze sind und der Sport wie kein anderes Metier in erster Linie aus Gescheiterten besteht, was ihm, dem Sport, fast schon wieder zu demokratischer Größe verhilft.

Natürlich, Niederlage ist nicht Niederlage. Es gibt jämmerliche wie grandiose Niederlagen. Katastrophale Abwehrfehler und verschossene Elfmeter. Schwer zu erzielende Eigentore, die dann doch erzielt werden, und schwer zu verfehlende leere Tore, die dann doch verfehlt werden. Unglaubliche Ergebnisse und nationale Katastrophen. Wobei jede nationale Katastrophe im Umkehrschluss natürlich ein nationales Wunder darstellt: *Mineiraço* oder der »Schock von Mineirão« etwa, als Fußballdeutschland (und es spielen ja beim Fußball nicht nur elf Männer oder elf Frauen, sondern es spielt immer das ganz Land mit, zumindest sitzt das ganze Land auf der Trainerbank), als Fußballdeutschland also Brasilien mit 7:1 aus der WM 2014 schoss. Oder *Córdoba 1978*, je nach Blickwinkel das »Wunder von Córdoba« oder die »Schmach von Córdoba« genannt, als Fußballösterreich Fußballdeutschland aus dem Turnier beförderte. Österreich, dem es 1990 gelang, 0:1 gegen ein Land – einen Zwerg – namens Färöer zu verlieren, was die Geografiekenntnisse der Österreicher deutlich steigerte, auch wenn das Spiel in Schweden stattfand.

Was gibt es nicht alles für grandiose Niederlagen!

Als Muhammad Ali im *Fight of the Century* gegen Joe Frazier verlor. Als derselbe Frazier gegen George Foreman in nur zwei Runden sechs Mal zu Boden ging. Als der fassungslose Foreman im *Rumble in the Jungle* gegen Ali die achte Runde nicht überstand. Als Mike Tyson nach nur 91 Sekunden Michael Spinks zu Boden schickte und dabei 22 Millionen US-Dollar verdiente (also 241 758 Dollar in der Sekunde, das ist nicht ganz Lichtgeschwindigkeit, würde einen aber doch recht schnell zum Mond befördern). Als der hoch favorisierte Mike Tyson im ersten Kampf gegen Evander Holyfield von diesem in der elften Runde derart verprügelt wurde, dass ihn der Ringrichter aus dem Kampf nehmen musste. Als der amtierende Weltmeister Michael Moorer vom zwischenzeitlich zum Christentum bekehrten fünfundvierzigjährigen George Foreman zehn Runden geschenkt bekam, aber nicht mehr.

Große, dramatische Niederlagen!

Wie auch meisterliches Versagen oder versagende Meister.

Leute, die für einen Moment an der eigenen Grandiosität scheitern. Etwa jener Footballspieler, der in fabulöser Weise über das Spielfeld lief, alle Gegner hinter sich lassend, um dann in ebenso fabulöser Weise den durch die Luft fliegenden Ball – das *Weltei* – aufzufangen und, von niemandem mehr behindert, damit in die Endzone zu laufen. Also dorthin, wo aus dem Ei praktisch die Punkte hervorbrechen, ein sogenannter Touchdown erzielt wird.

Als er jedoch über die Goallinie sprintet, lässt er siegesgewiss den Ball fallen. Eigentlich unnötig, eine pure Geste der Überheblichkeit. Dabei den Ball ein Stück hinter sich werfend, sodass in dem Augenblick, da er mit seinem vorderen Fuß erstmals auf der immerhin zehn Yards langen Endzone ankommt, das Weltei nicht *vor* oder *neben*, sondern *hinter* ihm aufschlägt. Er, der Spieler, befindet sich also *in* der Endzone, um dort, wie ein Reporter es beschreibt, einen triumphierenden »Breakdance« hinzulegen. Wer aber nicht in der Endzone ist, das ist der Ball. Genau wie in einer Ehe, die nicht funktioniert, weniger, weil es an Liebe und gutem Willen fehlen würde, sondern weil einfach die Standpunkte zu verschieden sind (zu betrachten auf YouTube in einer Zusammenstellung mit dem sehr bezeichnenden Titel *Never Celebrate Too Early Compilation*).

Der meiste Sport freilich findet nicht im Professionellen, nicht in der Sphäre der Götter statt, sondern im Halbprofessionellen, Privaten und Freizeitlichen. Dort, wo behaupteterweise der Sport sich dem nähert, was wir den Spaß nennen und damit sowohl die chemischen wie psychischen Prozesse meinen, die eine jede körperliche Bewegung, erst recht die Bewegung in der Gruppe, mit sich bringt. Vor allem aber auch einen vergnüglichen Umgang mit der Niederlage, dem Missgeschick und dem Umstand, mit dem Alter nicht etwa schneller oder stärker zu werden. Ein vergnüglicher Umgang, der stets gefährdet ist vom Bedürfnis, es den Göttern gleichzutun, die zwar auch älter werden und also langsamer und schwächer und oft ihre Form verlieren, die eine wie die andere, aber halt Funktionäre oder Geschäftsleute oder einfach Personen öffentlichen Interesses werden.

Kaum jemand in deutschen Landen hat diesen Prozess der Verwandlung vom öffentlichen Helden zum öffentlichen Narren so gut vollzogen wie Boris Becker, jener Mann, der vierzig Jahre nach der Niederlage der Deutschen im Zweiten Weltkrieg durch seinen Sieg im Turnier von Wimbledon einer ganzen Nation ihr Selbstwertgefühl zurückgab, welches durch das *Wunder von Bern* 1954 nur unzureichend wiederhergestellt schien (Wimbledon ist das Greenwich des Sports, der Nullmeridian jener Erregung, die zwei gut gebaute, wie Schneeflocken bekleidete Menschen hervorrufen, die sich einen kleinen Ball hin- und herwerfen und dabei nicht einmal ihre Hände verwenden, sondern sich der Hilfe siebartiger Instrumente bedienen).

Es ist eine spezielle Pointe dieser Geschichte, dass der unterlegene Gegner von Becker, ein südafrikanischer Spieler namens Kevin Curren, eigentlich das Turnier seines Lebens spielte, nicht nur John McEnroe, die Nummer 1 zu dieser Zeit, besiegte, sondern auch Größen wie Jimmy Connors und Stefan Edberg, um dann aber gegen einen ungesetzten

Siebzehnjährigen zu verlieren. Und einzig dadurch im Gedächtnis der Sportgeschichte zu verbleiben. Fast könnte man sagen, dass dieser Mann der künftigen Legende Boris Becker den Weg freigeräumt habe. Ironie des Schicksals.

Eine Ironie freilich auch, dass eben dieser Boris Becker, der noch zweimal das große englische Rasenturnier und einiges andere gewann, geradezu zum Synonym eines in aller Öffentlichkeit stattfindenden Scheiterns wurde. Obgleich sein Spitzname »Bumm-Bumm-Boris« sich ursächlich auf die aggressiv-gekonnte Weise seines Angriffsspiels bezieht, könnte man auch sagen, dieser Name stehe ebenso für die intensive Weise, mit der er sich in diverse Peinlichkeiten des Beziehungs- und Wirtschaftslebens gestürzt hat und weiter stürzt. Und es ist ja in der Tat ein Fallen. Nicht wie einst, als er noch ein junger Gott war und einen Hechtsprung vollzog, um einen Volley zu schlagen, sondern nun eine Rolle vorwärts, die sich als eine Rolle abwärts erweist. Die aber das Publikum mit einer ähnlichen Begierde zu verfolgen scheint wie einst das grandiose Tennisspiel eines Mannes, in dessen Gesicht es sich spiegeln konnte.

Und heute? Ist es noch immer eine Spiegelung? Eine Spiegelung im leicht angefetteten Pokerspieler? Im Scheidungskrieger? Im dubiosen Geschäftsmann? Im Skandalon? Im Fernsehmenschen? In der Wachsfigur? Im Genießer des Jahres? Oder gar im Möchtegernattaché der Zentralafrikanischen Republik, als der er versucht hat, eine diplomatische Immunität zu erwirken, um im Zuge eines Insolvenzverfahrens einer Zwangsvollstreckung zu entgehen? Wobei Letzteres beweist, wie dieser Mann im noch so traurigen Scheitern einen schönen Humor besitzt, eine Valentin'sche Begabung, eine sympathische Unverschämtheit.

Und ich selbst?

Laufen!

Meine frühe Leidenschaft in Sachen Sport galt eigentlich immer dem Laufen, dem langen Laufen und damit der Kunst der Einteilung, dem Bewusstsein für eine Strecke, die man kennt, und für eine, die man nur ahnen kann. Und dafür, was das mit einem Körper und einer Seele macht, alles zwischen Schmerzen in den Beinen, der Frage, warum man sich das eigentlich antut, und der Euphorie darüber, dass man es sich antut.

Ich denke, dazu kommt auch die große Lust am Atmen, was man zwar die meiste Zeit sowieso tut, aber selten so bewusst und so intensiv. Und dabei mitunter das Gefühl hat, als würde man nicht allein atmen, sondern als wäre da noch ein Zweiter, ja, als würde man nie alleine laufen, sondern sich stets in Begleitung befinden. Von einem Geist zu sprechen wäre übertrieben. Aber doch von einer Kraft, die sich außerhalb von einem befindet und zugleich ganz nahe ist. Spitzenläufer macht wohl aus, dass sie in diesem Sinne nicht bloß zu zweit laufen, sondern eher in großen Teams. Teams, die sie in sich selbst vereinen, gleich den Zylindern eines Motors.

Leider bin ich nicht zum Topläufer geboren und konnte es auch nicht erzwingen. Wurde dann aber zur Überraschung der Familie ein zumindest in der Schülerzeit erfolgreicher Judoka. Meine Mutter hatte mich zum Training geschickt, weil ich so schrecklich dünn war. Sie hatte wohl Angst, ich könnte auseinanderbrechen, und erhoffte sich vom Judosport eine stabilisierende Wirkung. In meinem fünfzehnten Lebensjahr – obgleich noch immer schrecklich dünn – errang ich dann den Titel eines österreichischen Schülerstaatsmeisters.

Nicht so beim Laufen, so gerne ich es tat und noch immer tue.

Von der Freude an dieser Art der Bewegung mal abgesehen, begleitete mich seit jeher der Eindruck, immer wieder von Leuten überholt zu werden, die sehr viel älter waren als ich selbst. Also Leute, die damals fünfzig oder sechzig schienen. Und in der Tat vernahm ich ja auch, wie sehr sich im Unterschied zu den Kraftsportarten gerade die Ausdauersportarten eignen würden, selbst höheren Semestern zu großen Leistungen zu verhelfen. Weshalb ich insgeheim damit rechnete, mit zunehmendem Alter besser und besser zu werden, um irgendwann alt genug zu sein, junge Leute wie zumindest jene zu überholen, wie ich selbst einer gewesen war.

Jetzt bin ich knapp sechzig und spüre bedrohlich meine Hüfte, mein Knie und, wenn's bergauf geht, mein wild schlagendes Herz, meine Fußballen und meine Zehen, und das trotz grandioser Laufschuhtechnologie. Und noch immer werde ich von Leuten überholt, die älter als ich scheinen. Jetzt halt Leute, die um die siebzig sind, wenn nicht gar achtzig. Mal von den Jüngeren abgesehen, die wie schlanke Gefährte an mir vorbeischießen, Silberpfeile auf zwei Beinen.

Gut, ich laufe dennoch weiter. Und frage mich: Muss ich denn hundert werden, damit keiner an mir vorbeikommt?

Schön wäre es schon. Vor allem, nur darum so alt werden zu müssen, um nicht mehr zu meinen, überholt werden zu können.

Mein Lieblingsscheitern im Sport aber ist ein anderes, keins, das so wie das Laufen mein ganzes Leben begleitet hat, sondern eine einmalige Geschichte, die sich Ende der Achtzigerjahre zutrug, als ich nach China reiste. Eigentlich unter dem Vorwand, die dortige Malerei zu studieren. Aber in Wirklichkeit wollte ich einen Mann aufsuchen, von dem mir jemand in einem Wiener Kaffeehaus berichtet hatte. Dieser Bekannte war geschäftlich in der Provinz Hunan gewesen, eigentlich in der Hauptstadt Changsha, dann aber in das nordwestlich gelegene Wulingyuan-Gebiet gereist. Der einmaligen Landschaft wegen, wie er mir erzählte, mit ihren schmalen, hohen Sandsteinpfeilern. Pfeiler, die schon mal an die zweihundert Meter aufragen können. Im Zuge einer geführten Wanderung gelangte er an einen kleinen Ort und übernachtete in einem Hotel mit dem dramatischen Namen *Holiday Inn Good Companion*. Und dort, in dieser von erstaunlich vielen Rucksacktouristen frequentierten Ortschaft, sah er einen Tischtennis spielenden Mann und meinte, noch niemals eine derartige Kunstfertigkeit im Umgang mit einem Schläger und einem Ball erlebt zu haben. Dabei war dieser Mann nicht etwa einer der Millionen in China lizensierten Spieler, sondern der Betreiber eines kleinen Kinos. Wenn er Tischtennis spiele, so mein Bekannter aus dem Kaffeehaus, spiele er um Geld. Doch seine Schlagtechnik sei einfach fantastisch. Pure Magie. Ein Wunder auch, dass dieser Mann nicht in der chinesischen Nationalmannschaft stehe, sondern dieses schäbige Kino betreibe, in das die Leute ihre Hühner mitnähmen.

Ich durchlebte zu dieser Zeit einige Krisen, künstlerische wie existenzielle, und so kam diese Chinareise auch einer Flucht gleich. Vor allem aber trug mich die Hoffnung, tatsächlich diesem Mann zu begegnen. Ich hatte die verrückte Vorstellung, mit meinen fast dreißig Jahren zum Schüler eines möglicherweise überirdisch guten Spielers zu werden. Es gab keinen Grund, dem Bekannten aus dem Kaffeehaus – ein solider Geschäftsmann und passionierter Tischtennisspieler – zu misstrauen.

Also ging ich nach China, fuhr mit der Transsibirischen bis nach Peking, blieb dort eine Weile, nahm den Zug nach Qingdao, reiste mit dem Schiff nach Schanghai, fuhr auf dem Jangtse nach Wuhan und Chongqing und gelangte schließlich mit Zug und Bus in jene dramatische Landschaft aus quadratischen, quarzhaltigen, teils bewucherten Sandsteinsäulen, bevor diese dann ein paar Jahre später zum UNESCO-Weltkulturerbe ernannt wurde. Aber so grandios dieser Anblick einer besäulten Flusslandschaft auch war, darum war ich nicht gekommen.

Ich erreichte den kleinen, entlegenen Ort, in dem sich das *Holiday Inn Good Companion* befand, ein echtes Loch im Vergleich zu seinem großen Namen. Und in der Tat ein Dorf, in dem sich eine Menge Rucksacktouristen aufhielten, manche von ihnen schon seit Monaten. Amerikaner und Europäer. Es brauchte mich nicht zu wundern, dass einige von ihnen alleine aus dem Grund hier zu sein schienen, um gegen einen bestimmten Mann Tischtennis zu spielen. In der Hoffnung, Dinge zu lernen, die sie nirgendwo anders lernen konnten.

Wozu nötig war – wie man so sagt –, etwas Geld in die Hand zu nehmen. Denn der Kinobesitzer spielte tatsächlich ausschließlich um Geld. Da machte er keine Ausnahme. Zudem verpflichtete er einen jeden Gegner, im Anschluss an dessen Niederlage eine nahe gelegene, am Ortsrand aufragende Sandsteinsäule hochzulaufen, in deren Fels man Stufen geschlagen hatte. Anfangs dachte ich noch, diese Übung sei Teil eines Trainings oder Teil einer Strafe oder Lehre, aber es ging einfach darum, dass dort oben, auf der Spitze der schlanken Erhöhung, ein Neffe des Kinobesitzers einen winzig kleinen Stand betrieb. Auf den paar Quadratmetern felsigen Bodens saß er unter einem Sonnenschirm und verkaufte aus einer Kühlbox Eis und Cola, zudem tauschte er Yen gegen die zu dieser Zeit beliebte »Ausländerwährung«. Im Grunde war es unmöglich, den Berg hinaufzumarschieren und dann nicht zumindest mit einer Dose Cola und eine Packung Marlboro wieder herunterzukommen. Der Kinobesitzer hätte davon erfahren. Und wer weiß, ob er dann noch bereit gewesen wäre, sich auf eine weitere Tischtennispartie mit jemandem einzulassen, der seinen Neffen boykottierte.

Man befand sich somit in den Fängen dieser Familie, die zudem ein Restaurant besaß und der ebenso das Hotel mit dem hochtrabenden amerikanischen Namen gehörte. Und deren Mitglieder selbst noch die örtliche Polizei zu stellen schienen.

Der Tisch, auf dem gespielt wurde, stand im Freien, am Rande eines stark belebten Marktes und in Sichtweite des Kinos, in dem fast ausnahmslos schreckliche Kung-Fu-Filme gezeigt wurden, deren erfrischendster Aspekt darin bestand, dass es hier die Weißen waren, die idiotische Bösewichte spielen mussten. Chuck Norris sah ich dort nie.

Nahe der einfachen Marktstände, wo Händler und Kunden ums Gemüse und um die an den Füßen zusammengebundenen Hühner oder in winzige Korbkäfige gesperrte Zwergschweine feilschten und man mit Bunsenbrennern tote Hunde häutete, wirkte der Tischtennistisch wie ein fremdartiges Juwel. Ein Turniertisch mit stets polierter grüner Platte und einem präzise gespannten Netz. So sehr es ein öffentlicher Tisch schien, sah ich dort niemals jemand anderen spielen als den Kinobesitzer und seinen jeweiligen Gegner. Kinder wie Erwachsene standen dann in großer Zahl um den Tisch und kommentierten lautstark das Geschehen. Der Kinobesitzer, ein Mr Ku – ich weiß auch nicht, aber alle sprachen ihn mit »Mister« an –, wettete nicht auf Sieg oder Niederlage, sondern darauf, dass bei einem auf einundzwanzig Punkte gespielten Satz sein Gegner nicht über fünf Punkte kommen würde. Er spielte pro Wette nie mehr als diesen einen Satz und besetzte dabei die immer gleiche Tischseite. Es war unmöglich, ihn zu dem üblichen Spiel auf drei gewonnene Sätze zu bewegen, was schließlich auch zu einem Wechsel der Tischseiten geführt hätte. Er ließ dies einfach nicht zu. Es ist mir niemals gelungen, herauszufinden, ob sein unglaubliches Geschick irgendetwas mit dieser speziellen »Geografie« zu tun hatte und ob er seine Kräfte auf der gegenüberliegenden Seite eingebüßt hätte. Und inwieweit seinem Schläger eine größere Bedeutung zukam, als bloß ein *guter* Schläger zu sein, wie der Markt halt auch damals schon *gute* Schläger produzierte.

Es ist nicht einfach, sein Spiel zu beschreiben. Obwohl Mr Ku offensichtlich nicht mehr der Jüngste war und auf dem Weg zum Tisch oder wenn er in seinem Kino die Karten abriss eher behäbig, ein wenig rheumatisch wirkte, war er, sobald er vor der Platte stand, von verblüffender Schnelligkeit. Er gewann – eine Münze verwendend – fast immer die Auslosung um das erste Aufschlagrecht und lieferte in der Folge ein Service, bei dem er den Ball hoch in die Luft warf und dieser beim Herunterfallen für einen Moment auf Höhe seines gar nicht so kleinen Bauchs zu schweben schien. Ein kleiner, mondhell leuchtender Ku'scher Trabant, der in der Folge wie eine aus dem All geschossene Kugel auf den Tisch gelangte, völlig unberechenbar in seiner Bewegung. In den Monaten, die ich an diesem Ort zubrachte, gelang es mir äußerst selten, einen dieser Aufschläge ordnungsgemäß zu retournieren. Und wenn, dann in einer Weise, dir mir erst recht keine Chance auf einen Punktgewinn ließ.

Damit kein Irrtum geschieht, ich war natürlich niemals Profi gewesen, hatte aber in der Zeit, bevor ich nach China ging, mit einem Freund, der immerhin in der österreichischen Bundesliga spielte, trainiert. Ich war also durchaus in der Lage, den Aufschlag eines Gegners zu beantworten. Aber nicht diese Ku-Aufschläge.

Und auch sonst wenig.

Mr Kus Schüsse waren beinahe ansatzlos. Wenn er ausholte, dann so, als holte er aus seinem Inneren aus, aus einer Schublade in seinem Körper, wie bei Dalí. Oder aus einem tiefen, aber unsichtbaren Raum hinter seinem Rücken. Er war wie jemand, der Anlauf nimmt, ohne Anlauf nehmen zu müssen. Der in die Höhe springt, ohne zu springen.

Am meisten aber bewunderte ich seinen Rückhand-Flip, wenn er mit der raschen Bewegung seines Handgelenks mir einen Topspin-Angriff erschwerte. Mir würde später klar werden, wie zukunftsweisend diese Rückschlagtechnik war, weil das, was Mr Ku tat, im heutigen Hochklassetischtennis die Regel darstellt, nämlich auf einen Aufschlag in fast jedem Fall – auch wenn gegen die Vorhandseite aufgeschlagen wird – mit einem Rückhand-Flip zu antworten.

Er ließ es sich aber auch nicht nehmen, mir Möglichkeiten zu schaffen zu punkten, begab sich mit einem Mal und ohne Not in eine Verteidigungsposition und spielte den Ball in Form sogenannter Ballonabwehren zurück, mit Topspin und Sidespin, ewig. Oft gelangen ihm verrückt anmutende Effetbälle, die wir, seine Gegner, die alle auch noch im gleichen Hotel wohnten, gemäß dem eckigen Zug einer Schachfigur den *Ku'schen Springer* oder das *Ku'sche Pferd* nannten. Oder davon sprachen, bei diesen Bällen »eine Wespe treffen zu wollen«. Überhaupt entwickelte sich unter den Gegnern des Mr Ku eine recht blumige und symbolhafte Sprache, wenn es darum ging, seine Technik und Überlegenheit zu beschreiben.

Wir fühlten uns alle als Verfluchte. Aber ebenso als Auserwählte. Geld zu verlieren war dabei das Geringste. Wir wollten ja etwas lernen. Lernen aus der Beobachtung, denn Mr Ku war in keiner Weise bereit, sein Spiel zu kommentieren. Er sprach nicht einmal Englisch, auch wenn ihn alle »Mister« nannten. Aber selbst Gegner, die das in diesem Landesteil übliche Xiang sprachen, sah er an, als verstünde er sie nicht. Es war ein weiterer seiner Neffen, der die Verhandlungen führte, wenn es darum ging, Termine für Spiele und die Höhe der Wetten festzusetzen.

Mr Ku war schrecklich. Aber es machte vollkommen süchtig, gegen ihn zu spielen. Und immer wieder aufs Neue zu versuchen, ihm zumindest sechs kleine Punkte abzuringen. Mir kam manchmal vor, dass er die zwei, drei Punkte, die ich in der Regel gewann, einfach zuließ. Sie waren aber keine Geschenke. Eher waren sie Spott. Und natürlich waren es nie mehr als die zwei, drei. Einmal aber kam ich auf fünf (die ersten drei hatte er zugelassen, die anderen beiden aber hatte ich wie durch ein Wunder – man könnte sagen, *ein Gegenwunder* – erkämpft), und einen Moment war ich trunken von der Möglichkeit, es doch einmal zu schaffen. Ich sah auch, wie es ihn ärgerte. Aber trotz des Ärgers verlor er nicht die Kontrolle, blieb souverän, wechselte überraschend von der für ihn üblichen Shakehand-Haltung des Schlägers zur chinesischen Penholder-Haltung – als wär's das Äußerste – und ließ mich einfach nicht mehr zum Zug kommen. Danach verweigerte er mir eine Woche lang die Möglichkeit, noch einmal gegen ihn zu spielen. Ich war ihm einfach zu nahe gekommen. Und tatsächlich sagte kurz danach jener Neffe oben auf dem Berg zu mir: »Be careful!«

Dennoch machte ich weiter und war weiterhin bemüht, ihn zu »schlagen«, also an die sechs Punkte heranzukommen. Manchmal denke ich mir, ich wäre heute noch dort, hätte ich nicht in dem kleinen Restaurant, das einem Schwager Mr Kus gehörte, eine Frau kennengelernt, eine holländische Touristin, die meine Tischtennisobsession für krank und grotesk hielt. Sie sah sich das eine Woche lang an, dann zwang sie mich, diesen Ort zu verlassen, um mit ihr nach Kanton zu reisen.

Man könnte auch sagen, sie hat mich gerettet.

Und nein, ich wurde kein Tischtennisspieler, gab aber immerhin das Malen auf und wurde Schriftsteller, um derartige Geschichten wenigstens festhalten zu können. Nur manchmal, wenn ich auf einem Kirchenplatz nahe meiner Stuttgarter Wohnung auf einer steinernen Tischtennisplatte mit Familie und Freunden spiele und mir alle heiligen Zeiten ein Rückhand-Flip gelingt, der nicht aus dieser Welt zu stammen scheint, denke ich mit einem vergnügten Stöhnen an den unleidigen und meisterhaften Mr Ku und wie gut das tat, gegen ihn zu verlieren.

Das Scheitern in Fragen der Kleidung und der Liebe

»Schlechtes Timing – meine Spezialität.«
Detektiv Miller in der Fernsehserie *The Expanse*

Wir sind ständig auf der Suche nach der richtigen Kleidung – und weniger häufig, aber nicht weniger leidenschaftlich, auf der Suche nach der richtigen Liebe. Und natürlich haben die Kleidung und die Liebe nicht nur einiges gemein, sondern das eine führt zumindest teilweise auch zum anderen. Denn es ist ja in der Regel nicht so, dass wir dem geliebten Gegenüber beim ersten Mal *nackt* begegnen – diese Praxis ist so lange her, dass wir uns kaum noch daran erinnern und gerne sagen, damals seien wir Affen gewesen –, vielmehr sind wir dabei angezogen. Dass es nun gleichgültig wäre, *wie* wir dabei angezogen sind, glauben bloß ein paar Träumer, die ebenso meinen, wenn man ein netter Kerl ist, darf man ruhig schiefe, schwarze Zähne haben und aus dem Mund wie ein mittelalterlicher Fischmarkt stinken und wird trotzdem gerne geküsst.

Als ich an einem feuchtwarmen Februartag vor einem großen Kaufhaus in Heidelberg zu stehen komme, fällt mein

Blick auf eine im Schaufenster ausgestellte männliche Puppe, die einen perfekt sitzenden Anzug von metallisch grüner Färbung trägt. Ein Insektengrün, ein Panzergrün, vielleicht ein Grün aus der Römerzeit, jedenfalls ein Grün, das mir ein Gefühl von kluger Männlichkeit gibt. Natürlich ist da auch der elegante, enge Schnitt, der die Schlankheit der Puppe so schön betont.

Ich bin selbst schlank, nämlich genau darum, um solche Anzüge tragen zu können, wenn auch nicht mehr in der gleichen idealen Weise wie in früheren Tagen, eher bin ich … *angeschlankt*, wie man im gegenteiligen Fall von *angefettet* spricht (während ich wiederum als Kind dachte, mit *vollschlank* sei eine vollends schlanke Person gemeint, aber da lag ich wohl falsch). Der Kampf um die Figur, gleich, von welcher Position aus vorgenommen, wird immer auch darum geführt, um in ein bestimmtes Kleidungsstück hineinzupassen.

Ich bin jedenfalls hingerissen von dem grünen Ding, nicht zuletzt, weil auch der Preis meinen Möglichkeiten entspricht und meine optimistische Einbildungskraft mich bereits in diesem Grün durch die Stadt flanieren sieht. Also betrete ich das Kaufhaus. Ich halte kurz die Luft an, um unvergiftet die obligate Parfümabteilung zu durchqueren, trete auf die Rolltreppe und fahre hoch ins zweite Stockwerk, das zumindest teilweise der männlichen Mode vorbehalten ist. Bald erkenne ich an einer der Stangen hängend dieses spezielle Grün, offenkundig eine der Modefarben der Saison. Doch bereits aus der Entfernung stellt sich eine erste Enttäuschung ein. Das Grün wirkt anders, nicht mehr ganz so römisch, nicht mehr ganz so metallisch, etwas ermüdet, sicher nicht vom kurzen Hier-an-der Stange-Hängen oder weil halt die Zeit der Römer so lange her ist, nein, es scheint eher eine Frage des Lichts. Ein Glück freilich, dass man Licht ändern kann, aber nach einer ersten Anprobe und nachdem ich von der vermuteten Größe 46 zur realistischen Größe 48 gewechselt habe und nun vor einem der Spiegel posiere, stellt sich eine weitere Enttäuschung ein, eine, die auch im allerhübschesten Tageslicht nicht zu verdrängen wäre.

So sehr der Anzug passt, er passt mir nicht. Ich sehe darin nicht annähernd so elegant und schwungvoll und maßgeschneidert aus wie die Puppe unten im Schaufenster. Ich bin ernsthaft deprimiert. Stimmt, es gibt andere Anzüge, sie hängen hier hundertfach. Aber ich will eben diesen einen. Er aber mich nicht. Und so geht es mir leider oft, angeschlankt hin oder her.

Ich frage mich oft, woran das liegen mag. Und ich denke, ich bin nicht der Einzige, der sich das fragt.

Dabei würde ich auf maßgeschneiderte Kleidung auch dann verzichten wollen, wenn ich sie mir leisten könnte. Maßschneiderei ist ein billiger Trick, auch wenn er teuer sein mag. Der Mensch ist zum Suchen geboren und lebt ja mit der Vorstellung, dass an irgendeiner Stelle sich etwas befindet, das in perfekter Weise zu ihm passt. Das nur existiert, um von ihm, dem bestimmten Menschen, gefunden zu werden. Man muss halt nur lang genug suchen und genau genug schauen.

Die Stangenware entspricht unserem Bedürfnis nach Suche. Wie wir eben auch unsere Lebenspartner und Freunde suchen. Die Suche nach dem geliebten Menschen wie die Suche nach der passenden Kleidung befriedigt nicht zuletzt unser Bedürfnis nach Abenteuer. Und was wäre das Abenteuer ohne die Möglichkeit des Scheiterns? Die meisten Spiele beziehen ihren tragischen Reiz weniger daraus, dass man gewinnen kann, sondern mehr aus dem geahnten Moment des Verlierens. Diese Paradoxie führt etwa dazu, dass krankhafte Casinobesucher immer so lange spielen, bis sie blank sind. Mit einem moderaten Gewinn das Haus zu verlassen würde ihnen obszön erscheinen. So, als würde man einen Berg bloß zur Hälfte besteigen. (Würden wir auf Berge überhaupt klettern wollen, wären wir nicht in der Lage, an ihren Hängen zu unterliegen?)

Das »Spiel« mit der Kleidung – Kleidung, die wir ja zu Recht als eine zweite Haut bezeichnen – ist immer auch ein Kampf. Und wie bei jedem Kampf sind die Variationen des Ausgangs vielfältig. Die ganze Palette zwischen einem großen Frieden und maßloser Enttäuschung. Natürlich besteht der Vorteil heutiger Kleidung und eines ausgeprägten Konsumismus in der Vielzahl der »Chancen«, all den Blusen und Röcken und Hosen und Jacken, all den T-Shirts, die mitunter weniger kosten als ein Besuch in der Obst- und Gemüseabteilung. Oder aber sie kosten mehr, als so mancher im Monat verdient (gleich, wie günstig ihre Herstellung war). Wobei ein Begleiter, der viel kostet, nicht automatisch der bessere ist. Es geht darum, wie wir mit dieser Kleidung harmonieren.

»Die Liebe wird schon noch kommen«, pflegen ja die zu sagen, die eher der Hoffnung als der Leidenschaft anhängen.

Soll ich also den grünen Anzug kaufen, obwohl ich im Spiegel deutlich erkenne, wie sehr ich von jenem Ideal unten im Schaufenster abweiche? Nicht, dass ich wie ein Clown aussehe oder der Knopf sich nicht schließen lässt, aber der Anzug offenbart eine gewisse Widerspenstigkeit. Er ähnelt einem Körper, der sich leicht verkrampft. Wie wenn ein Partner oder eine Partnerin erklärt: »Jetzt nicht!«

»Jetzt nicht« impliziert freilich, dass es später vielleicht doch ginge. Allerdings gibt es auch Beziehungen, die genau genommen – trotz Erfüllung einiger Pflichten – aus einem fortlaufenden und nie endenden »Jetzt nicht!« bestehen.

Doch wenn ich diesen Anzug kaufe, dann in der Hoffnung, in Zukunft könnte irgendetwas geschehen, dass dieses »Jetzt nicht!« zumindest in ein »Schauen wir mal!« verwandelt.

Ich denke mir, zwei Kilo weniger würden dabei helfen. Das Dumme ist nur, dass »zwei Kilo« viel zu allgemein gehalten ist. Es geht ja um die exakten Stellen, von denen diese zwei Kilo zu entfernen wären. Eine Woche hungern ist dabei ebenso wenig eine Lösung wie eine Woche doppelt so viel Sport treiben. Man müsste diese zwei Kilo praktisch an den richtigen Stellen *wegradieren* können.

Die Frage ist: Werde ich je mit diesem Anzug glücklich werden?

Ich meine, man sieht es ja täglich, wenn man in der Straßenbahn unterwegs ist, im Restaurant oder im Café sitzt, ins Kino geht, zum Volksfest, zu einer Lesung, zu einer Feier, man sieht all das Unglück. Nicht einfach nur Geschmacklosigkeit, Geschmack ist wirklich dehnbar, nein, tatsächlich Unglück. Das Unglück einer Beziehung zwischen Mensch und Kleidung. Wenn jemand hingegen mal wirklich gut angezogen ist, nicht einfach nur teuer oder exklusiv oder tödlich schick, sondern ganz offensichtlich glücklich vereint mit der ihn umhüllenden Kleidung, dann ist es wie ein Wunder. Und dieses Wunder – eben das Wunder der Liebe – kann überall vorkommen. Das Wunder ist also nicht eher dort zu Hause, wo das Geld ist. Leider! Denn dann könnte man sagen, dass zum Beispiel extreme Bonuszahlungen, die wiederum superteure Armani-Anzüge nach sich ziehen, wenigstens einen ästhetischen Nutzen haben. (Der bestangezogene Mensch, den ich je sah, war eine Verkäuferin in einem Billigschuhmarkt; sie trug ein cremefarbenes leichtes Sommerkleid, und man sah dem Kleid einfach an, wie verliebt es in seine Trägerin war.) Nein, dieses Glück, so selten es ist, ist über alle Klassen verteilt. Auf diese Weise mutet es fast göttlich an, weil nicht ergründbar.

Wir anderen aber scheitern. Hören freilich nicht auf weiterzumachen. Und mit »weitermachen« ist nicht gemeint, irgendetwas anzuziehen, um nicht zu frieren oder nicht nackt zu sein, sondern sich stets aufs Neue um Schönheit zu bemühen. Wir können das so wenig ändern wie Tiere die Herausbildung einer Balztracht. Mit dem Unterschied, dass wir im Zuge relativ freier Wahl und Auswahl immer auch in den Bannkreis kompositorischen Misslingens geraten. So gesehen, wird aber auch ein jeder zum Künstler, sobald er sich ankleidet und dabei nicht etwa blind in den Schrank greift, auch wenn es bei einigen Leuten so aussieht, als würden sie genau das tun. Bei den meisten aber ist durchaus ein Kunstwollen zu erkennen.

Wahrscheinlich ist es wie bei vielen Dingen im Leben des Menschen, dass die Art und Weise des Scheiterns die eigentliche Auskunft über das Gelingen gibt. Dass man also famos oder grandios oder jämmerlich oder einfach nur traurig scheitern kann.

Und als ich nun überlege, ob ich es wagen soll, den grünen Anzug doch zu kaufen, überlege ich nicht nur, welche Veränderungen meines Körpers möglicherweise zu einer besseren Anpassung an die Form des Anzugs führen könnten, sondern auch, ob es mir auf eine bessere Weise gelingen könnte, seiner Widerspenstigkeit zu unterliegen, als dies hier und jetzt, vor dem Kaufhausspiegel stehend, der Fall ist.

Es ist sicher eine der wunderbarsten Satzfolgen der Literatur, die je verfasst wurde: »Immer versucht. Immer gescheitert. Einerlei. Wieder versuchen. Wieder scheitern. Besser scheitern.« Dies stammt aus Samuel Becketts Prosastück *Worstward Ho* und verfügt über die nobelste Aufgabe von Literatur, nämlich den Leser gleichermaßen zu trösten wie ihn aufzumuntern.

Wenn ich nun also den Anzug kaufe, dann nicht in dem naiven Verlangen, er werde mir irgendwann, nach vielen verzweifelten Liegestützen, doch noch in idealer Weise passen, sondern weil ich hoffe, dass es mit der Zeit gelingen könnte, ihm das *verbeulte* Aussehen, das im Moment noch besteht –

dieser sichtbare »Jetzt nicht!«-Ausruf –, zu nehmen und ihm und mir ein besseres Scheitern zu ermöglichen. Wobei ich nicht glaube, mein Scheitern zu verwandeln, indem ich etwa ein gepunktetes Einstecktuch einsetze oder ein Einstecktuch von derselben Farbe und Musterung meiner Krawatte. Umso mehr, als ich keine Krawatten trage. Vielmehr benötigt es eine andere Haltung, einen gewissen Mut, eine andere Aura, um meinem Scheitern eine attraktivere Note zu verleihen.

Eine andere Aura, ja, das wäre es! Ich kaufe den Anzug in der Hoffnung auf eine Verbesserung meiner Aura, die sodann eine Verbesserung meines Scheiterns zur Folge hätte.

Jeder Mensch verfügt über ein höchstpersönliches Parfüm, mit dem er dem Gestank der Welt begegnen kann. Es wird den Gestank nicht auflösen, aber es ist in der Lage, dem Gestank etwas Zauberisches beizufügen. Das ist es dann!

Von der Kleidung zur Liebe.

Im Grunde beginnt es mit dem Blick in den Spiegel, den der heranwachsende Mensch vornimmt, sich von allen Seiten betrachtet, sein Gesicht und seinen Körper in Licht und Schatten setzt, verschiedene Posen ausprobiert, seine Augenfarbe in eine Skala des Begehrens einordnet, die Form der Nase überprüft, die Gestalt der Lippen, wenn sie sprechen und wenn sie schweigen und wenn sie sich zu einem Lächeln krümmen oder wenn sie zu einer verführerischen Geste des Schmollens verzogen werden. Der Junge sieht seine kommenden Muskeln, das Mädchen seine kommenden Brüste, der im Zwischengeschlechtlichen Schwankende die kommende Verwandlung, und alle drei fragen sich angstvoll, was alles dagegensprechen könnte, dass sich jemand in sie verliebt.

Und was alles schiefgehen könnte bei dem Versuch der Anbahnung. Niemand will peinlich sein. Aber das Perfide am Peinlichen ist sicherlich, dass es sich wie ein Parasit verhält und sich von genau jenem Bemühen, nämlich nicht peinlich sein zu wollen, so gut ernährt.

Ich kann mich erinnern, wie ich bei meinen ersten Verabredungen stets darauf achtete, nicht zu früh zu kommen. Das ist natürlich in dem Sinne gemeint, nicht zu früh zu einem Date zu erscheinen, andererseits könnte man es aber doch auch als einen Vorgriff auf die später eintretende unheimliche Furcht vor frühzeitiger Ejakulation sehen, die sicher zu den Höhepunkten des Peinlichen zählt.

Ich war immer schon sehr zeitig an den Treffpunkten meiner Verabredungen, aufgeregt, gespannt, aber eben viel zu früh. Um mich jedoch in der Folge von diesen Orten wieder wegzubewegen, also nicht sichtbar am Treffpunkt zu stehen oder in einem Lokal zu warten. Keineswegs plante ich, ein Zuspätkommen vorzuspiegeln, eher wollte ich versuchen, im gleichen Moment mit der anderen Person zu erscheinen (was dann also wieder als ein Verweis auf den leider viel zu überschätzten gleichzeitigen Orgasmus gelten kann, überschätzt darum, weil daraus gerne eine Harmonie des Partnerschaftlichen herausgelesen wird, in Wirklichkeit aber bloß so etwas wie ein »Termindruck« entsteht; wichtiger wäre, darauf zu achten, dass ein jeder seinen Höhepunkt erlebt, ein jeder zu seiner oder ihrer Zeit).

Mein Ziel aber war Gleichzeitigkeit. Weshalb ich mich in Sichtweite des Treffpunkts aufhielt, um erkennen zu können, wenn sich das mit mir verabredete Mädchen darauf zubewegte. Um sodann – zuerst raschen, mit Annäherung an den Ort natürlich gemächlichen, lässigen Schritts, in einer widersprüchlichen, aber attraktiven Mischung aus Interesse und Gleichgültigkeit – den vereinbarten Ort zu erreichen. Wirklich im gleichen Moment, oder um ein Alzerl früher oder später (Alzerl, österreichisch für *ein klein wenig*).

Es schien mir von großer Bedeutung. Umso beschämender, als mir bei einem dieser Treffen, während ich da in Lauerstellung und in Sichtweite eines berühmten Wiener Kaffeehauses stand, bekannt für seine Sitzlogen aus rotem Kunstleder, plötzlich das Mädchen, mit dem ich verabredet war, von hinten auf die Schulter klopfte und mich fragte, was ich denn hier an der Straßenecke treiben würde.

Das sind diese Momente im Leben, da es einfach nichts nützt, sich zu denken, dass so viel Schreckliches in der Welt geschieht und es wirklich Schlimmeres gibt als eine gewisse Alltagskomik. Man möchte nur noch tot sein, so tief sitzt die Scham. Und sie wiederholt sich und wiederholt sich, man wird sie einfach nicht los. Das schlagartige Schwitzen, die roten Wangen, die weichen Knie, das Zittern in den Händen. Nicht zuletzt die gesprochenen Wörter, die wie kleine verunfallte Skirennläufer über die Kanten der Lippen stürzen.

Im Grunde sind wir alle Stotterer.

Natürlich entwickeln wir Strategien gespielter Souveränität, gleich, ob wir jetzt zu denen gehören, die immer ein wenig zu spät oder immer ein wenig zu früh kommen, gar nicht kommen oder sich selbst dann noch verspäten, wenn sie eine Stunde vor der Zeit aufbrechen. Oder aber die sind, die, von der Gloriole absoluter Pünktlichkeit bestrahlt, immer dann einen Raum betreten, wenn der Zeiger der Uhr soeben der Zwölf in die Arme fällt. Doch diese Strategien sind hart erkämpfte Panzerungen wider die Scham. Nicht selten Panzer, die sich aus so kühlen Materialien wie Arroganz, Lässigkeit, Aufschneiderei, Hochstapelei und Beruhigungsmitteln zusammensetzen.

Der Scham freilich gelingt es immer wieder, sich Luft zu verschaffen.

Ich erinnere mich an die Verleihung des Heimito von Doderer-Literaturpreises, als ich mich ins Goldene Buch der Stadt Köln eintragen sollte. Leider fing ich irrtümlich an, statt auf die dafür vorgesehene rechte Seite auf die linke Seite meine Signatur zu setzen, weshalb mich der neben mir stehende Oberbürgermeister mit sanftem Druck, aber für alle sicht- und hörbar auf die richtige Seite umleitete. Eine Kleinigkeit, sicher. Der Beginn des Namens »Heinrich« auf der falschen Seite (keine Ahnung mehr, wie viel von *Heinrich*, vielleicht auch nur ein halbes *H*), und doch wollte ich in diesem Moment nichts anderes, als im Erdboden versinken. Das sind diese Erlebnisse, die immer nur im Nachhinein eine vergnügliche Note erhalten.

Wie auch jene Erzählungen, die, gleich ob verklausuliert oder nicht, den Moment beschreiben, da man beim Onanieren erwischt wurde. Etwa, wie es mir zweimal zustieß, als ich dies nur darum tat, um beim kurz darauf geplanten Geschlechtsverkehr nicht zu früh zu kommen. Aber wie soll man das erklären?

Sich erklären ist nie die Lösung, sondern immer der Verstärker des Problems.

Und all das endet letztlich in der Angst vor der Peinlichkeit der eigenen Hinfälligkeit. Wenn man etwa in einer Gruppe von Menschen zusammenbricht und dort, am Boden liegend, von den anderen umringt – Erste Hilfe, gezückte Handys, besorgte Blicke, Flüstern, Neugierde, Masse und Macht –, sich nicht darum Gedanken macht, ob das hier und jetzt vielleicht das eigene Ende sein könnte, sondern wie beschämend und würdelos es ist, am Boden zu liegen. Vor aller Augen. Ein Boxer des Lebens flach auf den Brettern. Und irgendjemand zählt.

Aber zurück zur Liebe. Man darf sich nichts vormachen, das Schreckliche an ihr ist, so selten jenen Partner zu bekommen, den man sich wirklich wünscht. Die Ehe ist etwas anderes, Ehe und alles, was darunterfällt. Wir müssen uns fortpflanzen, wir müssen Häuser bauen und Familien gründen, und wir wollen nicht alleine sein. Würden wir das nur erreichen, wenn wir uns ganz nach der echten, tiefen Liebe richteten, wir würden aussterben, und das ganze verdammte Baugeschäft käme zum Erliegen.

Zunächst aber gilt dennoch der Anspruch. Und es heißt auch nicht, dass er je vergeht. Und es heißt auch nicht, dass die, die heiraten, es nur aus Gründen der Vernunft tun. Manche auch aus Gründen der Verzweiflung. Oder aber simpler Freude am Verbundensein.

Nicolas Chamfort schrieb: »Die Liebe gefällt mehr als die Ehe, wie für die meisten ein Roman unterhaltender ist als Geschichte.«

Und darum beginnt die Liebe auch als Roman. Und zwar mit einem Erröten. Einem Sonnenaufgang. Die Liebe beginnt mit dem machtvollen Anspruch, nicht irgend jemanden lieben zu wollen, sondern den einzig Wirklichen auf dieser nicht ganz kleinen Welt. Welchem Glück auch immer es zu verdanken ist, dass sich dieser Richtige ausgerechnet an jene Schule verirrt hat, die man selbst besucht, zumindest dieselbe Stadt, in der man ebenfalls lebt. Wie sich hier Wege kreuzen, als wär's länger geplant als das Bestehen der Erde. Nicht zuletzt Wege auf den stark bevölkerten Sammelstellen des Internets.

Der wahrhaftig liebende Mensch glaubt ganz sicher an Bestimmung und weniger an einen »Markt«, der in seiner ungemeinen Größe überall etwas zu bieten hat, auch wenn manches sich recht ähnlich sieht. Freilich birgt dieses erste Gefühl der Liebe auch sogleich die Katastrophe in sich. Die Bestimmung erscheint ebenso als eine Bestimmung zum Unglück. Denn einerseits besteht der Anspruch, wie einmalig und radikal diese Liebe ist, andererseits bewegt man sich in einem allgemeinen Klima des Ausprobierens. Sodass bei jedem Wechsel zum nächsten Partner – oder auch nur dem Wechsel zur nächsten geheimen Schwärmerei – erneut das Gefühl der Einmaligkeit und Unbedingtheit entstehen soll. Manch eine oder einer ertappt sich dabei, obwohl doch gerade *sehr* verliebt, darüber nachzudenken, wen sie oder er als Nächstes *sehr* lieben könnte.

Es gibt jedoch auch einen Moment in der frühen Liebe, da man sich wünscht, zusammen mit der geliebten Person einfach tot umzufallen, weil man weiß, dass es nicht besser, nicht tiefer, nicht inniger werden kann. Dass bald etwas geschieht – eine Form von Trägheit –, was alles zunichte macht. Max Frisch fragt: »Wie soll man eine Liebe wiederholen, wenn die Geheimnisse verbraucht sind?«

Das wär's natürlich, die Liebe stets aufs Neue wiederholen zu können, indem man eben auch die Geheimnisse am Leben erhält, anstatt sie gänzlich aufzubrauchen. Den Reiz des Neuen im Alten zu erkennen, um sich mit neunzig noch in die Augen zu schauen und noch immer zu rätseln, was genau es ist, das einen so verrückt nach dieser Person macht.

Es soll hier ganz bewusst weder von der Liebe zu den eigenen Kindern noch den Eltern oder der Liebe zu Haustieren, Gegenständen oder der Kunst die Rede sein. Auch darin kann man natürlich scheitern, aber dann ist es selten ein Scheitern der Liebe an sich, sondern ein Scheitern in Fragen der Erziehung, der Ernährung, der richtigen Pflege der Gegenstände und der gelungenen Betrachtung der Kunst. Aber gleichgültig, wie falsch, wie sehr kunsthistorisch und kunsttheoretisch unhaltbar etwa die Interpretation eines Gemäldes oder eines ganzen Werks sein mag, dies ändert ja nichts an der uneingeschränkten Liebe des Betrachters zu diesem Werk. Er mag falschliegen, aber er liebt richtig. Und das Kunstwerk wiederum lässt sich auch gerne von dem betrachten, der es innig ansieht, auch wenn er weder die Regeln seiner Komposition durchschaut noch sämtliche Anspielungen versteht. Ein Bild begnügt sich mit dem Argument des Betrachters: »Es gefällt mir einfach.« Und das Bild wird sich mit dieser Äußerung so lange begnügen, solange es zusammen mit dem Betrachter ein Paar bildet.

Gut, das kann man natürlich auch zu seinem Partner sagen: »Du gefällst mir einfach.« Und manchmal wäre man vielleicht froh, mancher verliebte Mensch, der sich verbal oder schriftlich auslässt und zum Beispiel den nahe an unendlich reichenden Raum eines WhatsApp-Universums nutzt, würde es mit der geschickt dosierten Wiederholung dieser einen schlüssigen Begründung belassen. Und dennoch, es sind nicht *zu viele* Worte, die die Liebe verderben, sondern *zu wenige*. Eine gewisse Sprachlosigkeit, die im Laufe der Zeit einsetzt, etwas, was von vielen als eine »Einsamkeit zu zweit« beschrieben wird: eine merkwürdige Leere, die man füllen kann mittels der Routine des Alltags. Nicht selten kommt da die Geburt der Kinder genau richtig. Wie natürlich auch die Karriere, das Arbeiten, die Wohnung, der Garten, das Putzen, Ordnen und Sammeln, der Sport (der ganz besonders, der allgemeine Sportwahn – im Zuschauen wie im Selbsttun – kompensiert unser Liebesleid), die Affäre, der Betrug, diverse Formen des Rausches, das Reden mit Tieren und Pflanzen und mit sich selbst.

Oder man ist eben jung genug oder attraktiv genug oder mächtig genug und geht von einem zum Nächsten. Versucht, die alte Liebe aufzufrischen, indem man eine neue an Land zieht.

Was aber, wenn die Liebe nicht erhört wird, und das geschieht ja andauernd. So schön und reich und gescheit kann man gar nicht sein, nicht auch mal jemandem zu begegnen, den man begehrt, den das aber nicht kümmert. Wie heißt es in dem bekannten Lied *Tim liebt Tina* der deutschen Liedermacherin Anna Depenbusch? Dass nämlich Paul Peter liebt, »doch Peter, der liebt mich/Paul hofft, Peter wird später vielleicht noch zutraulich/Doch Peter liebt Frauen, und ich bin sein Traum/Sein größter Lebenssinn/Er wünscht sich ein

Kind, seit wir ein Paar sind/Doch ich will ein Kind von Tim«. Wie wir aber bereits aus dem Titel und vom Beginn des Lieds wissen, liebt Tim ja Tina, Tina, die unglücklicherweise in einen gewissen Klaus vernarrt ist.

Das muss nicht immer so sein. Es gibt Menschen, die sind wie zwei Seen, wo sich einer im anderen spiegelt. Oder, wie ich es einmal zu beschreiben versuchte, zwei Seen, wo einer in den anderen »köpfelt«.

Und doch ahnen wir, wenn wir irgendeine Tina oder irgendeinen Klaus erobern, dass unser Gelingen auch den Umständen eines Misslingens an anderer Stelle zu verdanken ist. Dass diese Tina oder dieser Klaus sich sehnsüchtig nach jemandem verzehrt, der nicht wir sind. Aber die Liebe muss gelebt werden, denn in erster Linie sind wir ja in die Liebe verliebt, in das Gefühl an sich.

Fortpflanzungsstrategie der Natur, in Ordnung. Gruppenzwang, klar. Aber es ist dieses Gefühl grandioser Verlorenheit, das uns so erfüllt. Und es braucht eben die Gegenwart des anderen, um dieses Verlorensein – diesen schönen Schmerz – greifbar zu machen. Die Lippen, der Mund, die Augen, der Körper, die Worte, das ist alles der Raum, in dem wir wie durch eine verzückende Leere schweben.

Die Liebe zum Kind, zum Tier, zum Gegenstand, denke ich, ist darum so anders, weil in ihr keine Verlorenheit steckt, sondern genaues Wissen. Das Kind lieben wir mit dem Verstand unserer Natur, und dazu gehört sicherlich auch das Gefühl. Aber es ist ein Gefühl des Wissens.

Die Liebe zum Mann oder zur Frau oder einfach zum Anderen ist die absolute Unwissenheit. Wir wissen rein gar nicht, was wir tun.

Es ist diese Unwissenheit, die unsere Schwermut bewirkt. Und es hat durchaus etwas für sich, dass Robert Burton (1577–1640), der anglikanische Geistliche, Schriftsteller und barock-anarchische Alleswisser, von der »heroischen Liebe«

spricht und uns in seiner *Anatomie der Melancholie* erklärt, die Liebe tyrannisiere den Menschen.

Mein Gott, das tut sie wirklich.

Ich kann mich gut erinnern, wie ich mich als Vierzehnjähriger mit meinen Eltern auf einem Fährschiff von Brindisi nach Patras befand und im Zuge eines Kabelbrands und der Gefahr einer Explosion alle Passagiere an Deck kommen mussten, man sich Schwimmwesten überzog und für eine eventuelle Evakuierung bereitzuhalten hatte. Wir waren da mitten auf dem Meer, und zum ersten Mal in meinem Leben lag deutlich die Möglichkeit vor mir, nicht sehr alt zu werden. Und damit vor allem eines nicht erlebt zu haben: eine wirkliche Liebe. Darin bestand die schreckliche Vorstellung, und sicher nicht darin, niemals einen Führerschein gemacht zu haben (den besitze ich bis heute nicht), niemals Alkohol getrunken, niemals eine Zigarette oder Stärkeres geraucht zu haben, niemals eigenes Geld verdient zu haben, niemals an irgendeiner Form von Orgie teilgenommen zu haben, nicht das Glück eigener Kinder oder das Glück eines Geschäftsabschlusses oder das Glück eines Erbes erlebt zu haben (für das man rein gar nichts zu tun braucht, als eben einfach alt genug zu werden), nein, es erschien mir unendlich traurig, mir vorstellen zu müssen, die Welt zu verlassen, ohne einmal richtig geliebt zu haben. Umso mehr, als ich mir für den Fall eines real existierenden Jenseits nicht vorstellen konnte, dort eine im Diesseits schuldlos versäumte Liebe würde nachholen zu können. Vierzehn verdammte Jahre auf dieser von Krankheiten, Schule, von Zahnarztbesuchen, pubertären Ungereimtheiten und langen Sommern in Ferienheimen bestimmten Welt. Und das soll's dann gewesen sein! Ganz ohne dem einzig wahren Sinn für all das begegnet zu sein.

Nicht, dass ich mich, nachdem ich das Beinahe-Schiffsunglück heil hinter mich gebracht hatte, sofort verliebte. Aber ich sah schon zu, nicht mehr allzu lange damit zu warten.

Doch zurück zu Robert Burton, der die Tyrannei beklagt, die die Liebe auf den Menschen ausübt. Wofür Burton freilich einige Gegenmittel parat hält, die dann doch überraschen.

So meint er etwa: »Essen allein kann Liebesschwermut bewirken, daher es selten geschieht, dass junge Leute, Männer oder Frauen, aus allen Ständen, die müßig leben und gut essen, nicht auch verliebt wären.« Sodann zitiert er den heiligen Hieronymus: »Wo Sorge geht, kommt Lust.«

Kann das der Grund dafür sein, dass, wenn man heutzutage sich in U-Bahnen oder auf öffentlichen Plätzen aufhält, man überall Menschen sieht, die sich irgendwelche bröselnden, tropfenden, dampfenden Nahrungsmittel in den Mund stopfen? Versuchen sie auf diese Weise, sich in den idealen Zustand der Liebes- und Liebesleidempfänglichkeit zu versetzen? Um nicht nur zu den Hauptmahlzeiten gierig nach Liebe zu verlangen, sondern immer und überall. Im Gehen und Stehen speisend, die Sorge zu verdrängen, damit die Lust komme.

Könnte es also heißen: Weniger essen, weniger lieben? Und damit eben auch weniger leiden. Und nicht nur einfach abnehmen.

Zu den Ratschlägen des geistlichen Denkers Burton gehört ebenfalls, man möge das Liebesleid bekämpfen, indem man sich nicht von schönen Gewändern blenden lasse, sondern sich die Angebetete *nakend* denke. Oder gar krank und bleich und abgezehrt. Gar tot und gestorben. Er verweist auf jene weisen Männer, die meinen, der »Anblick einer nackten Frau genüge, um von der Liebe zu heilen«.

Keine Ahnung, ob Burton sich selbst je *nakend* im Spiegel betrachtet hat oder mal die Mühe machte, sich Männer ebenfalls in einem Zustand bar jener zweiten Haut zu denken, die auch einen von Inzucht verbauten Knilch als stattlichen Herrscher erscheinen lässt. Wenn Burton jedenfalls recht hat, indem er Montaigne zitiert, der meinte, erfahrene Kenner der Liebe würden als Heilmittel gegen diese Leidenschaft »den vollen Anblick des Körpers« empfehlen, dann kann man auch Frauen diesen Ratschlag wohl mindestens mit der gleichen Berechtigung geben. Selbst in unserer Zeit, die ja massivst vom Körperkult geprägt ist. In beide Richtungen. Neben dem Kult der Übergewichtigkeit auch der Kult des »Bildhauerns« am eigenen Körper, wie hier dank Sport und Medizin der Meißel an den formbaren Leib angesetzt wird. Doch was nützt das, wenn die Konsequenz darin besteht – wie Danny DeVito gegenüber Arnold Schwarzenegger im Film *Twins* ganz richtig meint –, lauter Beulen am Körper zu haben?

Die interessante Frage in Hinblick auf Burtons Äußerung ist, ob all das, was Männer über Frauen Niederträchtiges geschrieben haben, dadurch richtig wäre, wenn man es auch auf sie, die Männer, anwenden würde. Oder ob es schlichtweg Unfug ist, egal, wie groß das Bemühen wäre, den Unfug auf alle gerecht zu verteilen. So wie man die Positionen von Professoren und Vorstandsvorsitzenden und Parlamentariern nach und nach auf die Geschlechter aufteilt, jedoch an weniger schönen Orten wie Supermarktkassen noch immer vornehmlich Frauen sitzen.

Und hier noch eine wahre Geschichte zum Schluss dieses Kapitels. Eine Geschichte, die mich zu einer meiner Romanfiguren inspirierte, einem Kriminalisten namens Lukastik mit einem Faible für Wittgensteins einfach-schwieriges Jahrhundertbuch, den *Tractatus logico-philosophicus*. Und einem Faible für seine Schwester.

Das Vorbild für diese Figur war in Wirklichkeit ein Musiklehrer und Komponist und dank eines Erbes ein Mann von erheblichem Vermögen und einiger Großzügigkeit. Dennoch lebte er recht bescheiden in einer kleinen Wohnung im Wiener Bezirk Brigittenau, in deren einzigem etwas größeren Zimmer ein Steinway-Flügel stand, bei dem es sich – so erzählte er mir, und ich glaube nicht, dass er gerne etwas erfand – um jenen 1960 bei einem Transport zerstörten Steinway 174 des Pianisten Glenn Gould handelte. Irgendjemand hatte das Instrument vor dem Abwracken gerettet und restauriert. Über dubiose Umwege – die etwas von einer religiösen Verschwörung besaßen – war es nach Wien und schließlich in den Besitz dieses Mannes gelangt, der meiner Kriminalromanfigur Richard Lukastik Modell stand. Wie man vielleicht auch sagen könnte, die Liebe zu dem Steinway-Flügel habe die Liebe zu Wittgensteins philosophischem Werk inspiriert.

Die radikale Liebe zu Gegenständen und Werken könnte man im Sinne Burtons als eine esoterische Form der heroischen Liebe bezeichnen. Wie hier zwischen dem Objekt, dem Wirken des Objekts und dem Menschen eine Schwärmerei entsteht.

Dieser Mann und Klavierlehrer, der an dieser Stelle nur B. genannt werden soll, war darum so lange keine Beziehung eingegangen oder gar verheiratet gewesen, weil er einzig und allein seine eigene Schwester als die Frau ansah, für die er Liebe empfinden konnte. Bereits als Kind und Jugendlicher hatte er dies in einer unverrückbaren Weise gefühlt, und auch gefühlt, damit nicht alleine zu sein, aber dennoch nichts unternommen, dies kenntlich zu machen oder irgendwie auszuleben, auch weil er die »Krankheit des Gedankens« gefürchtet hatte, eines Gedanken jedoch, der ihm mit der Zeit, mit dem Erwachsenwerden immer weniger krank erschienen war. Da war nie ein Missbrauch gewesen, sondern tiefes Einverständnis, als er und seine Schwester sich im frühen Erwachsenenalter ihre Liebe gestanden und diese nun auch lebten. Die Schwester nicht ohne Erfahrungen mit anderen Männern, B. hingegen in der taufrischen Weise des Sich-aufgespart-Habens.

Diese erste Phase ihrer gelebten Liebe hielt allerdings nicht lange und war getragen von ihrer beider Angst, den Eltern den größtmöglichen Schock beizubringen. Später dann, als beide bereits jenseits der vierzig waren und nachdem die Schwester aus der Ehe mit einem in Hamburg lebenden Geschäftsmann nach Wien zurückgekehrt war, fanden die zwei erneut zueinander, man könnte sagen, befreit von der Last der zwischenzeitlich verstorbenen Eltern. Trotz ihrer beträchtlichen Vermögen zogen sie in die kleine Brigittenauer Wohnung, die sie immer nur ihre »Steinway-Wohnung« nannten. In der sie, wie sie das manchmal ausdrückten, mit einem Klavier zusammenlebten.

B. erwähnte mir gegenüber einmal, dass ihm und seiner Schwester diese Bescheidenheit wie ein Schutzpanzer und Tarnschild gegen eine Welt erschienen war, in der das hässliche Wort »Inzest« und der strafbare Tatbestand der Blutschande herrschten.

B.s Schwester hatte wieder ihren Mädchennamen angenommen, sodass sie beide nun unter dem gleichen Namen in dieser Wohnung lebten, er als Privatlehrer für Klavierschüler, sie wieder in ihrem Job als Sekretärin an der nahen Wirtschaftsuniversität. So wurden sie von so gut wie allen für ein Ehepaar gehalten. Und ein solches waren sie ja auch in jeglicher Ausübung gemeinsamen Lebens, im Sexuellen wie im Alltäglichen (will man das Sexuelle nicht für das Alltägliche halten). Nicht zuletzt auch im Streit, auch im Streit um den richtigen Umgang mit jenem jungen Geschwisterpaar, das B. zweimal in der Woche unterrichtete, ein Mädchen und ein Junge, von denen B. meinte, alle Anzeichen wahrzunehmen, die er von sich selbst kannte. Aus seiner Jugendzeit. Seiner Einsicht in die Liebe zur eigenen Schwester. Er war voller Sympathie für die beiden und voller Sorge wegen des Jungen, dessen selbstzerstörerischen Hang er zu erkennen meinte.

B.s Schwester sah das völlig anders und fand, dass ihr Bruder etwas in seine beiden Schüler hineininterpretiere, um die Schwierigkeiten seiner eigenen Jugend wie in einer Wiederholung betrachten zu können. Auch in der Hoffnung, in irgendeiner Weise helfend auftreten zu können. Etwas gutmachen zu können.

Sie sagte dann etwa: »Meinst du, du kannst die beiden retten, indem du aus ihnen geniale Pianisten machst?«

Denn tatsächlich glaubte B. ganz fest an das Genie dieser Jugendlichen wie auch an die Heilkraft der Musik. Während B.s Schwester der Meinung war, dass die Kunst prinzipiell sich dazu eigne, Menschen nur tiefer in ihren Schlamassel hineinzubefördern. Sie war weder ungebildet noch unmusikalisch, aber sie sah in der Kunst eine Bestätigung menschlichen Unglücks. Dann, wenn man die Kunst mit tiefem Ernst betrieb, anstatt ihr bloß in Form einer Unterhaltung zu begegnen.

B.s Schwester sagte gerne zu ihrem Bruder, den sie für einen zutiefst unglücklichen Menschen hielt: »Schau dich selbst an.«

»Du lebst mit mir«, pflegte er dann zu sagen. Eins dieser Argumente, die die Gabe haben, zugleich falsch und richtig zu sein.

Aber genau dabei blieb es nicht. B.s Schwester lernte in einem Gasthaus, in dem sie ihre Mittagspause zu verbringen pflegte, einen Mann kennen, der ganz sicher nicht durch irgendeine Kunst gefährdet war. Eher durch den Alkohol, dem er zusprach, ohne darum Brendan Behans Spruch zu folgen, ein Trinker mit einem Schreibproblem zu sein. Er war in jeder Hinsicht ein anderer Mann, als B. einer war. Ein absoluter Körper- und Kraftmensch, ein Hüne, der für den Abschleppdienst des Magistrats der Stadt Wien arbeitete. Und genau diesen Eindruck machte er auch. Wenn er einen Wagen abschleppte, schleppte er einen Wagen ab und war ganz sicher nicht an der Lebens- und Leidensgeschichte des Fahrzeughalters interessiert. Er zahlte Alimente für mehrere Kinder von verschiedenen Frauen und war in dauernden Geldnöten, wozu auch eine gewisse Leidenschaft für das Kartenspiel beitrug. Er hatte Schulden bei Leuten, die genau wie er selbst taub waren für die Lebens- und Leidensgeschichten anderer.

Doch *er* war nun mal der Mann, für den B.s Schwester zu schwärmen begann. Und die ihre Schwärmerei in die Gewissheit übertrug, es sei besser, wieder zurück in eine Beziehung zu finden, die nicht vom Zwillingshaften der Geschwisterliebe geprägt war.

Sie verließ also ihren Bruder, zog nur einige Straßen weiter und übernahm nicht zuletzt die Schulden ihres neuen Partners, ohne darum dessen Lebenshaltung ändern zu wollen. Sie wollte ihn so, wie er war, nur ein wenig sorgenfreier. Und sie sagte es einmal ganz deutlich: »Ich will einen einfachen Mann.«

»Der Typ ist einer Irrer, sein Leben ein Chaos«, erklärte B. und fügte an: »Was willst du mit dem reden?«

B.s Schwester verzichtete auf jenen Allgemeinplatz von der Überschätzung des gesprochenen Wortes, meinte aber: »Mir ist nach Muskeln.«

Es ging sicher um weit mehr als nur darum, und es ging sicher um mehr als nur um Sex, der zwischen B. und seiner Schwester nie einfach gewesen war, wie letztlich die Eltern der beiden doch auch noch nach ihrem Tod drohend zwischen den Geschwistern gestanden hatten.

Es blieb dabei, B.s Schwester ging, und B. blieb zurück, allein mit dem Klavier. Und mit seinen Schülern, vor allem jenem Geschwisterpaar, das er testamentarisch zu seinen Alleinerben machte, also nicht nur zu den Erben eines eigentlich für verschollen gehaltenen Klaviers mit der Nummer 174, sondern auch eines sehr vorteilhaft angelegten Kapitals.

Es ist schwer zu sagen, ob das, was Monate später sich ereignete, nachdem B.s Schwester ihn verlassen hatte und zu einem Mann von gänzlich anderer »Ausstattung« gezogen war, ob dies ein Unfall war oder doch mit halber oder ganzer Absicht geschah. Jedenfalls kam B. bei einer winterlichen Wanderung im Rax-Schneeberg-Gebiet, zu der er bei zwanzig Minusgraden aufgebrochen war – alleine und auf eine Weise ausgerüstet, die von der Bergrettung als *fatal leichtsinnig* beschrieben wurde –, vom Weg ab, geriet in einen Schneesturm und wurde erst zwei Tage später nur noch tot aufgefunden.

Als ich beim Begräbnis seine Schwester sah, kam ich nicht umhin, mir zu denken, was für eine schöne Witwe sie war. Aber auch, wie viel besser der Mann zu ihr passte, der nun an ihrer Seite stand und der – soweit ich weiß – auch heute noch an ihrer Seite steht.

Mir selbst blieb nichts anderes übrig, als B. mittels der Figur des Inspektor Lukastik ein stark verschlüsseltes Denkmal zu setzen. Vom Klavierlehrer zum Kriminalisten. Von der Interpretation einer Partitur zur Interpretation schuldhafter Handlungen. Allerdings weigerte ich mich, Lukastik in den Tod zu schicken.

*

Faktum bleibt, wie großartig das ist, in der Liebe zu scheitern. Bei allem Schmerz, den es bedeutet. Letztlich ist die einzige wahre Liebe die unerfüllte. Dann, wenn aus dem Liebesleid, aus der Frustration, nicht erhört zu werden, sich nicht begegnet zu sein, ein ewiges Verlangen folgt. Aus der Erkenntnis, dass kein Gott sich die Mühe macht, zwei Menschen, die weit entfernt voneinander auf die Welt gerieten – sie in Toronto, er in einem Dorf nahe Darmstadt –, in der kompliziertesten Weise auf einem Londoner Flughafen übereinander stolpern zu lassen. Und die beiden auch nur diesen einen Moment des Stolperns benötigen würden, um zu erkennen, wer *er* ist und wer *sie* ist und dass hier soeben ein Plan aufgeht.

Nein, das ist was fürs Kino.

Was uns stattdessen bleibt, ist die Einsicht in die Schönheit des Wunsches.

Das Scheitern der Wahrheit

Die Lüge beherrscht die Welt. Sie ist allgegenwärtig, mächtig, verspielt, tritt selbstbewusst zutage, mal ganz offen und theatralisch, dann wieder im Kleid von Fakten, Beweisen und Erfahrungen, begleitet von Phrasen wie »ehrlich gesagt« oder »das muss endlich mal ausgesprochen werden« oder »wie unsere Fachleute bestätigen«. Die Lüge ist wesentlicher Teil jeglicher Werbung, und zum Werben sind wir ja ständig angehalten. Würden wir nicht für uns werben, wir würden in Gefahr geraten, unsichtbar zu werden. Das Prinzip der Werbung ist die Übertreibung, in der die Lüge zu keimen beginnt.

Zuerst ist es nur eine leichte Ausschmückung der Wahrheit, eine Verschiebung oder Verbesserung: Aus zwei Zentimetern werden drei, aus zehn Kilo werden zwölf, aus zwölf Kilo werden zehn, aus dem Wort »gut« wird das Wort »grandios«, aus Zuneigung wird Liebe. Aber wenn etwas zu keimen beginnt, dann wächst es zumeist auch und wird wesentlicher Teil der Natur. Wer nicht lügt, der wirkt eigentlich minderbemittelt. Unfähig zu einer intelligenten Umformung der Wahrheit, unfähig, sich am »Kunstwerk des Lebens« zu beteiligen, das eben darin besteht, der Welt eine fantastische Gestalt zu verleihen. Sie anders zu machen, als sie ist.

Ein Prinzip des Lügens scheint mir zu sein, dass es im gegenseitigen Einverständnis geschieht. Da lügt also nicht nur einer, und der andere sagt brav die Wahrheit. Sondern wir lügen uns gegenseitig an, so wie ja auch im Streit zwischen Experten zumeist eine Übertreibung, die in die eine Richtung führt, einer Übertreibung, die in die andere Richtung weist, gegenübersteht. Und sich die Wahrheit in einer unausgesprochenen Mitte befindet, die paradoxerweise einen toten Winkel bildet.

Die ganze Geschichtsschreibung besteht aus solchen in der Mitte liegenden toten Winkeln, die man auch blinde Flecken nennen könnte. Die, welche die Geschichte festhalten, analysieren und weitergeben, sind stets Vertreter eines Gewinners oder Verlierers. Zwar mögen sie im Sinne der Wissenschaftlichkeit die in der Mitte gelegenen Flecken ankratzen, so wie man in eine geschwärzte Platte ritzt und etwas Helles durchscheint, aber dies dient letztlich nur dazu, der Subjektivität der Beschreibungen und Thesen eine objektive Geste beizumengen. Das Objektive erscheint zumeist als Ornament einer Verzerrung.

Genauso, wie wir das aus unseren Beziehungsstreitigkeiten kennen. Jeder meint sich im Recht. Einen Fehler zuzugeben, eine Schwäche, ein falsches Handeln, ist dabei reine Taktik. Kein Mensch, der streitet, ist selbstkritisch. Selbstkritik erscheint sodann nur als Pose, in der Art von »Auch ich mache Fehler«, oder noch schlimmer: »Ich weiß, ich arbeite zu viel.« Man gibt Fehler zu, etwa einen überflüssigen Beistrich in einem Satz, um damit die eigene Objektivität zu untermauern, mit der man die Perfektion dieses Satzes behauptet.

Und wenn einer nachgibt, dann nie ohne den offenen oder versteckten Hinweis, sich der Gewalt oder Übermacht zu fügen. Nicht der Übermacht der Wahrheit, sondern der Übermacht der Lüge: *Ja, ja, stimmt, du hast sooo recht, genau so war es.*

*

Die Welt ist Übertreibung und real existierende Fantasie. Jemand hustet, und die Kurse der Wertpapiere fallen. Dann hustet er noch einmal, aber anders, wirtschaftlicher, und sie steigen.

Segeln!

Weil wir es ja schon mal davon hatten, würde ich gerne die derzeit größte Segeljacht der Welt erwähnen, die *SY A*, ein 143 Meter langes Objekt, in Auftrag gegeben von einem russischen Milliardär. Acht Decks, ein von Philipp Starck designter Rumpf, drei Masten mit der Anmutung von auf ihren Köpfen stehenden, etwas zu groß geratenen Sardellen, nicht zuletzt ein gebogenes Glas am unteren Ende des Kiels, als wollte man den 007-Superschurken Karl Stromberg zitieren. Natürlich, das Schiff als solches ist ein Faktum aus Teakholz und diversen Lacken und kohlenstofffaserverstärktem Kunststoff und Segelleinen und echten Matrosen und echten Motoren und … und dennoch ist es eine offensichtliche Lüge.

Das Vehikel sagt es laut und deutlich: Ich bin kein Segelboot, ich bin ein Monster, gespeist aus ebenso obskuren Methoden der Geldvermehrung, durchtriebenen Wechselkursgeschäften, Spekulationen, Wetten, einem Einkaufen und Aufkaufen und Verkaufen im Sinne eines Perpetuum mobile, einer unmöglichen Maschine.

Der Betrug, der sich mittels dieses Schiffs ereignet, besteht aber nicht darum, weil dieses Schiff größer und schöner und mit geschätzten 400 Millionen Euro teurer ist als alle anderen und vielleicht den einen oder anderen Neid provoziert. Die Lüge ergibt sich aus einer Realisierung des Absurden.

Als existierte Superman tatsächlich, also jemand mit den Fähigkeiten des Fliegens, mit Superatem und Röntgenblick und einer Fast-Unverwundbarkeit.

Wie dies auch für jenes Gemälde gilt, das man Leonardo da Vinci zugeschrieben hat, um es für rund 450 Millionen Dollar den Besitzer wechseln zu lassen. Verkauft von einem russisch-zypriotischen Milliardär via Christie's an einen saudischen Prinzen. Als hätte hier ein Vierjähriger, der Playmobilmännchen über den Wohnzimmerboden schiebt, das Drehbuch für die Inszenierung einer geschäftlichen Transaktion verfasst.

Es stellt eine Pointe für sich dar, dass jener Ersteigerer des Bilds, gar der saudische Kronprinz, angeblich nur darum für dieses möglicherweise gar nicht echte Da-Vinci-Bild eine so absurd hohe Summe bot, weil er dachte, bei der gegen ihn bietenden Partei handle es sich um einen ungeliebten katarischen Konkurrenten. Das wiederum dürfte eben auch der andere Mitbieter, ebenfalls ein arabischer Prinz und ebenfalls kein Freund der Katarer, gedacht haben und war darum bis 370 Millionen mitgegangen – wozu übrigens Sie und ich eigentlich auch in der Lage gewesen wären, einfach mitzusteigern. Jedenfalls befand sich der an diesem religiösen Motiv desinteressierte Emir von Katar gar nicht unter den Bietern. Desinteressiert an dieser Verherrlichung des Heilands, der auf dem Gemälde nicht wie üblich bloß ein Symbol der Welt in der Hand hält, sondern gleich ein Symbol des Kosmos, einen kugelrunden Bergkristall mit Einschüssen, die auf Sterne verweisen, wenngleich, wie von Kritikern angemerkt, unleonardisch schlecht gemalt, nicht als Linse, hinter der die Dinge scheinbar auf dem Kopf stehen, sondern als Glasscheibe, hinter der rein gar nichts auf dem Kopf steht, dilettantisch eigentlich, ungebildet … Jedenfalls hätte man das Bild zuvor für läppische 80 Millionen haben können, und schon damals wollten es die Katarer nicht (ein interessantes Land übrigens bezüglich des real gewordenen Fantastischen:

öde, flach, schwül, geröllig, kiesig, sandig, monarchisch, mehr ein heißer, kolonialisierter Mond … das reichste Land pro Kopf und der höchste CO_2-Ausstoß pro Kopf).

Gerücht November 2018: Weil im Umfeld des saudischen Prinzen der Ankauf – zu viele Dollars ausgerechnet für eine christliche Heilsfigur – nicht so gut ankam, wurde es – und jetzt sind wir endlich wieder bei den superheldenartig unwirklichen Milliardärsschiffen – gegen die *Topaz* eingetauscht, eine Megajacht aus dem Herrscherhaus der Vereinigten Arabischen Emirate. Angeblich mit dem Plan, dieses mit Abstand teuerste, wenn auch nicht mit Abstand echteste Gemälde der Welt im Louvre Abu Dhabi auszustellen. – Worauf die Welt noch immer wartet.

Gerücht Juni 2019: Schon wieder eine Jacht. Denn diesmal heißt es, das Gemälde selbst würde sich auf einer solchen befinden. Und zwar auf der Luxusjacht *Serene* aus dem Besitz jenes saudischen Kronprinzen, der von Beginn an in Verdacht stand, den Kauf im Auftrag gegeben zu haben. Wobei der Prinz die *Serene* – nicht weiter verwunderlich – von einem russischen Milliardär übernommen hat. Playmobil!

Gerücht Herbst 2023: Aus dem Kreis gut informierter Kunsthändler, die einst die Fäden zogen, die zur Versteigerung des Bildes führten, stammt die Angabe, das Gemälde befinde sich an Bord jener holländischen Mars-Mission, bei deren Mannschaft es sich – um die Auswirkung der erhöhten Strahlung beim Bau strahlungsgeschützter Mars-Unterkünfte auf den Organismus zu minimieren – ausschließlich um ältere Menschen handelt. Alte Raumfahrer und ein altes Gemälde. Wie passend!

*

Es reizt den Umstand der Lüge aus, wenn selbige sich in der Welt materialisiert, also faktisch wird, indem dieses überlange Boot gebaut wird und dieses überteure Gemälde versteigert wird. Und man Superman zuerst zeichnet und ihm dann die wirklichen Gesichter von Schauspielern verleiht. Denn das ist ja überhaupt eine Stärke der Lüge, wie sehr sie es versteht, *wirklich* zu werden. Es mag zwar nicht mit rechten Dingen zugehen, aber die unrechten Dinge werden real. Der Betrug an der Natur, indem ich sie genetisch verändere, entspricht dem tiefen Wesen der Lüge, genau darum zu lügen, weil man es *kann*. Was ja nicht selbstverständlich ist, zwar können alle lügen, aber nicht alle gleich gut. Es gehört einiges an Geschick und Macht dazu, um Lügen eine Form von Realität zu verleihen. Wenn ein Politiker mit gefälschten Zahlen operiert, weil er seinen Wählern sagt, was sie hören möchten, oder vor allem vermeidet, ihnen etwas zu sagen, was sie nicht hören möchten – und somit haben diese falschen Zahlen die reale Auswirkung der Rezeption –, so muss er dies mit einer Überzeugungskraft tun, die der des Schauspielers ähnelt, der uns vergessen macht, dass wir einem Schauspieler zusehen. Einem Schauspieler, der nicht ernsthaft am Geländer einer Brücke hängt und nicht ernsthaft einem anderen ein Messer in die Brust stößt und nicht ernsthaft diesen unglaublich langen Kuss küsst. Doch sein grandioses Spiel lässt uns die Schauspielerei vergessen, und darum weinen wir oder schwitzen wir oder sind gerührt oder verärgert und tun dies auch dann noch, wenn schier Unglaubliches passiert, indem es etwa in Zeitlupe geschieht. Niemand wird aufschreien und sagen: »Hey, das ist ja viel zu langsam, das stimmt doch so gar nicht.«

Es gibt einen wunderbar komischen Film, *Galaxy Quest*, eine Parodie auf die *Raumschiff-Enterprise*-Serie, in den Hauptrollen mit Tim Allen, Sigourney Weaver und Alan Rickman. Im Film gehören alle drei zu einer Gruppe von Schauspielern, die einst in einer beliebten TV-Serie, eben *Galaxy*

Quest, auftraten, bevor diese eingestellt wurde. Seither sind die Akteure dazu verdammt, in ihren Raumfahrerkostümen auf peinlichen Fan-Treffen und noch peinlicheren Geschäftseröffnungen aufzutreten. Der Plot will es aber, dass diese Schauspieler auf einen entsandten Trupp *wirklicher* Außerirdischer treffen, sogenannte Thermianer, die in Menschengestalt getarnt auf die Erde kommen, um jene Schauspieler um Hilfe im Kampf gegen einen militärischen Unterdrücker, einen Reptiloiden namens General Sarris, zu bitten.

Es stellt sich heraus, dass die TV-Folgen der Serie *Galaxy Quest* vor Langem auch den Planeten der Thermianer erreichten, dort aber nicht als Fiktion aufgefasst wurden, sondern als »historische Dokumente«, als vorbildhafte Aufzeichnungen realer Ereignisse, aufgrund derer die Thermianer eine ganze Technologie sowie wesentliche Teile ihrer Wertegesellschaft entwickelt haben und nun also größte Hoffnung in die historischen Helden der historischen Dokumente setzen.

Die Schauspieler spielen schließlich das Spiel mit und versuchen, den Außerirdischen beizustehen, was aber zunächst im Zuge ihres Unvermögens in Sachen Kriegsführung scheitern muss. Die Thermianer sehen jedoch die Schuld bei sich selbst: »The fault must lie with us, with the ship.« Die Schauspieler müssen nun zugeben, wer sie wirklich sind, eben nicht unerschrockene Helden des Weltraums, geniale Bordmechaniker, entscheidungsfreudige Commander und versierte Piloten. Sie wollen die Außerirdischen über die tatsächlichen Verhältnisse aufklären und ihnen das Prinzip der Fiktion erläutern.

»Ist denn niemand auf Ihrem Planeten«, fragt Sigourney Weaver, »der – man könnte sagen – sich entgegengesetzt zur Realität verhält?«

Der Außerirdische darauf: »Ah, Sie sprechen von … Betrug, Lügen.« Um weiter zu erklären, dass seine Kultur sich erst vor Kurzem dieses *Konzepts* bewusst geworden sei, eben gerade durch die Konfrontation mit General Sarris, welcher oft eine Sache sagt und dann eine andere macht, Gnade verspricht, dann aber Zerstörung bringt. Es sei ein Konzept, dass sie, die Thermianer, soeben unter schweren Opfern erlernten. Allerdings sei ihnen unvorstellbar, dass dieses Konzept in irgendeiner Weise auch für die »historischen Dokumente« gelten könnte.

Es braucht dann eine weitere Szene, in der ein führender Thermianer in Gegenwart der Crew und der hilflosen Schauspieler von Sarris gefoltert wird, um endlich die Wahrheit über die »historischen Dokumente« zu erkennen.

»Es ist so«, gesteht Tim Allen, »es gibt keinen Commander Taggart. Mein Name ist Jason Nesmith. Ich bin … ein Schauspieler. Wir haben nur so getan. Wir haben gelogen.«

Er legt dar, dass das Schiff aus der Serie *Galaxy Quest* in Wirklichkeit ein Modell von ein paar Zentimetern Größe sei und es sich bei den Innenräumen um Studiobauten aus Holz handle, während jene ominöse und eigentlich sinnlose Beryllium-Kugel mit Namen *Omega 13* aus Draht mit Gips drumherum bestehe und man die digitale Konsole aus Weihnachtsbaumbeleuchtung hergestellt habe.

Nicht, dass die Außerirdischen wissen können, was Weihnachten ist, denn dann hätten sie ja längst das Prinzip der Lüge erkannt und durchschaut.

»Das ist alles Dekoration«, gesteht der Schauspieler als Commander, »alles Schwindel, genau wie ich. Wir tun so, als ob, zur Unterhaltung, und …«

Nun, der Commander, der keiner ist, vergisst, zu sagen, dass dieses So-tun-als-ob nicht allein die Welt der Unterhaltung bestimmt, sondern eigentlich die ganze Welt. Weil der Mensch in reiner, purer Offenheit gar nicht existieren könnte, also in jeder Hinsicht nackt wäre.

Klar, General Sarris – großartiger Bösewicht hin oder

her – macht dann den gleichen Fehler wie viele Filmschurken vor ihm, indem er die Schauspieler nicht einfach vor Ort und am besten eigenhändig liquidiert, sondern ein paar besondere Trottel aus seiner Mannschaft anweist, die ehemaligen TV-Stars aus dem Raumschiff ins All zu befördern. Und dann kommt es, wie es kommen muss: Die Schauspieler wachsen über sich hinaus, verhindern ihre Ermordung, werden zu echten Helden, retten die Thermianer, und letztlich bekommt sogar die sinnlose Beryllium-Kugel noch einen Sinn. Das Gute siegt, viel Umarmung, viel Geklatsche, viel Schauspielerei, leider eben auch von den Außerirdischen, die somit das *Konzept* endlich verstanden haben.

Natürlich, das ist eine Komödie, andererseits ist die ganze Welt eine Komödie, und es ist eine der ganz großen Lügen, so zu tun, als wäre sie etwas anderes. Ich weiß schon, Sterblichkeit, Folter, Vergewaltigung, Hunger, Not, Katastrophen sind nicht lustig, aber ihr Zustandekommen trägt immer Züge der Komödie. Nicht zuletzt genau dadurch, dass wir ständig vorgeben, jemand zu sein, der wir gar nicht sind. Erst das ohnmächtige Opfer ist ganz bei sich, bei seiner unverstellten Schwäche, seinem unverstellten Ausgeliefertsein, sämtliche Täter aber haben sich entschlossen, eine Rolle zu spielen. Sie sind Komödianten. Viele von ihnen *schreckliche* Komödianten.

Heutzutage wird gerne vom postfaktischen Zeitalter gesprochen, wohl darum, weil die medialen und elektronischen Möglichkeiten, einer Lüge oder Unwahrheit zum Durchbruch zu verhelfen, sich ins geradezu Übersinnliche gesteigert haben. Selbstverständlich wurde immer schon gelogen, um politische wie private Ziele zu erreichen. Kein Krieg kam je ohne die Lüge aus. Auch kein Ehekrieg, kein Erbschaftsstreit, kein Bemühen um irgendeine gesellschaftliche oder berufliche Position, auch nicht das Ringen um die Liebe. Ja, und schon gar nicht das Ringen um die Wahrheit.

Es entspricht zutiefst unserem Wesen, im Kampf um die Wahrheit von unserer gewachsenen Sicht der Dinge auszugehen und dann zu beginnen, eine Beweisführung in Richtung auf diese Sicht vorzunehmen. Denn umgekehrt würde es eigentlich bedeuten, ins Nichts hineinzuforschen, etwas zu beweisen, von dem man gar nicht weiß, was es eigentlich ist. So sehr die reine Beobachtung theoretisch existieren mag – also ohne jeglichen Hintergedanken tief hinein in einen Wassertropfen zu schauen, tief hinein in eine gesellschaftliche Krise oder weit hinauf zu den Sternen –, sobald wir tatsächlich anfangen zu beobachten, gehen wir doch von einer Vermutung aus, was das sein könnte, das uns im Zuge dieser Beobachtung begegnen kann, beziehungsweise soll. Und das prägt natürlich die Art unserer Beobachtung. Was zunächst noch keine Lüge ist. Aber doch die Basis für einen Selbstbetrug, indem wir das sehen werden, was wir sehen wollen. Ein Verfahren, das ja selbst dann gilt, wenn unser Ziel darin besteht, die Lüge eines anderen zu entlarven. Dessen Fälschung.

Wer etwa den Ehrgeiz hat, die Fälschung von Kunstwerken aufzudecken, wird – geradezu zwangsläufig – auch in Originalen Hinweise auf Gefälschtes entdecken. (Bezüglich der wohl berühmtesten Entmystifizierung in der Kunstgeschichte, der wissenschaftlichen Annahme, Rembrandts *Der Mann mit dem Goldhelm* sei gar nicht von Rembrandt, sondern von einem Schüler oder einem Maler seines Umfelds oder seiner Nachfolge, und man dürfe das Bild darum nicht mehr unter dem Namen Rembrandt führen, sei mir die Bemerkung erlaubt, dass der Mann zwar nicht von Rembrandt ist, vielleicht aber der Helm. Und es ist ja das Wesen dieses Bilds, dass der darauf dargestellte Mann zu kaum etwas anderem dient, als den einzigartigen Helm nicht einfach in der Luft schweben und damit den Surrealismus vorwegnehmen zu lassen.)

Was ist dann also die Wahrheit? Kann sie im Rahmen einer von Vermutung von Ziel und Zweck sowie einer von

Voreingenommenheit beeinflussten Beobachtung überhaupt bestehen? Oder scheitert die Wahrheit an unserer naturgemäß tendenziösen Wahrnehmung? Oder könnte es sein – was eigentlich noch schlimmer wäre –, dass sie zunächst gar nicht existiert, sondern erst im Zuge einer Beobachtung wirklich wird? Beziehungsweise vieler Beobachtungen zweiter Ordnung. Wenn dann auf den ersten realitätsbildenden Sinneseindruck weitere folgen und diesen manifestieren. Wahr wird, was wahr werden muss. Dann wäre die Realität also ein Opfer unserer Willkür. Sie wäre eine Impression.

Aber das wäre zu perfide, um wahr sein zu können.

In ihrem Buch *Lügen lesen* erklärt uns die Philosophin Bettina Stangneth: »Jeder Mensch will die Wahrheit, wenn er sie braucht.« Um fragend fortzufahren: »Was aber wäre, wenn wir nach ihr fragten, ohne schon zu wissen, ob wir sie benötigen? Und wen können wir nach ihr fragen, wenn jeder Gottesbeweis doch von uns abhängt und das Seyn uns nicht antwortet? Wie finden wir jemanden, mit dem man einfach nur spazieren gehen kann, ohne schon zu wissen, wohin der Weg geht? Vor allem, wie geht man überhaupt, ohne dass die Lüge immer mitgeht?«

Ja, wie geht man einfach nur so, ohne den Weg in irgendeiner Weise vorbereitet, vorausgedacht, ihn auf einem Plan markiert zu haben? Und ohne dass die Lüge zwischen unseren Händen hängt wie so ein kleines Kind, das verlangt, in die Luft geworfen zu werden, um sofort, nachdem dies geschehen ist, nach einem weiteren und nach einem nächsten Mal zu verlangen? Vollkommen glücklich. Aber sogleich bettelnd bis zornig, wenn wir erklären, es sei jetzt genug.

Bettina Stangneth sagt, für den Statistiker sei die Antwort ganz einfach. »Wer wirklich das Risiko der unbedingten Wahrhaftigkeit eingehen will, muss erst vertrauen und dann zusehen, was daraus wird. Wer nicht nur sagen, sondern auch wissen will, was möglich ist, hat keine andere Wahl, als das Scheitern zu ermöglichen.«

Wobei Stangneth in der Folge zwischen Aufrichtigkeit und Offenheit unterscheidet. Aufrichtigkeit als ein »begrenztes Wahrheitsversprechen, das allein auf das Nutzbare und Praktikable beschränkt ist«, soll heißen, dass man sich vom Aussprechen der Wahrheit etwas verspricht, was man mit einer Lüge nicht erreichen könnte. Während hingegen Offenheit einen bedingungslosen Verzicht auf jegliche Lüge darstellt und dazu führt, »alles zu sagen, was man denkt«.

Aber wäre man der Wahrheit näher, indem man alles sagte, was man denkt? Indem man etwa seinem Gegenüber erklärte, man finde, er, wie er da stehe, sei ein fetter, blöder Kerl? Auch wenn das exakt die Worte sind, die man denkt und die exakt das eigene Gefühl wiedergeben. Man kann ja noch sagen, dass »fett« halbwegs objektiv ist, aber »blöd« ist schon sehr Ausdruck der eigenen Stimmung, nur weil der Mann, der selbst mit einem Goldhelm nicht besser aussehen würde, beim Sprechen so unangenehm klingt, als hätte er ein kleines Gewehr im Mund. Vielleicht erinnert der Mann auch an einen einst verhassten Mathelehrer, und seine Äußerungen kommen mit der Überheblichkeit einer Fachidiotie daher. Ja, natürlich ist der Kerl blöd. Aber kann ich das auch beweisen? Und zwar abseits meiner eigenen Vorurteile gegen Leute, die genauso auftreten und genauso ausschauen und beim Sprechen genauso unangenehm klingen wie dieser fette, blöde Mensch da.

Radikale Offenheit wäre so gesehen vor allem ein Beweis für die eigene Menge von Frustration, die einem das Zusammenleben mit solchen Leuten beschert. Welche umgekehrt auch nicht gerade glücklich sind, mit unsereins verkehren zu müssen. Es beweist den großen Kummer in der Welt. Und erneut den komödiantischen Anteil dieses Kummers.

Wenige Dinge scheinen diese Unzufriedenheit so stark

auszudrücken wie unser Konsum, der als der Kulminationspunkt eines seit Jahrhunderten bestehenden »unendlichen Begehrens« gelten kann. Der Konsum ist Sex mit Gegenständen, Sex aus einem Ärger über das Leben. Ein Leben, zu dem auch gehört, es so lange wie möglich durchzuhalten, das Alter auf die Spitze zu treiben und es schlimmstenfalls, wenn das mal möglich wird, tiefgekühlt in die Zukunft hinein zu verlängern und sich dabei stets aufs Neue vor dem Tod zu fürchten. Und sich im Jahre 2130 darüber zu ärgern, dass der gleiche Nachbar, der einem schon 2030 auf die Nerven gegangen ist, sich ebenfalls hat einfrieren und nun wieder hat auftauen lassen.

In seiner Schrift *Das Buch von der Nachfolge Christi* schreibt Thomas von Kempen, ein Mystiker des 15. Jahrhunderts, dass der Apostel Petrus die ersten Christen ermahnte, »dass sie sich als Fremdlinge und Pilger auf Erden bewahren sollen«.

Dies erscheint als das Akzeptieren des eigenen Fremdseins im Unterschied zum verzweifelten Bemühen, der Grandiosität der Welt ein intimes Verhältnis abzuringen.

Wären wir zufrieden mit so einem Zustand vorübergehenden Pilgertums, wir bräuchten keine Drogen und keinen Alkohol. Bräuchten aber ebenso wenig einen Verzicht auf Drogen und Alkohol. Doch wir sind außerstande, außerhalb der Dimension von Konsum und des Verzichts auf Konsum zu denken. Also einen Weg zu gehen, ohne zu wissen, wohin er führt.

Wie sagte von Kempen: »Das ist eben das Gesetz der Gerechtigkeit: Weil sie wider die Ordnung der törichten Freude nachlaufen, so können sie diesen Trieb nach Freude nicht ohne das peinliche Gefühl von Scham und Schmerz befriedigen.«

Und weiter: »Wahrer, seliger Trost ist nur der, den wir von der Wahrheit in unserem Innersten empfangen.«

Das ist nun auch für einen ungläubigen Menschen nicht uninteressant. Die Annahme, die Wahrheit liege in unserem Innersten begraben und könne also auch nur dort erfahrbar werden. Eben nicht in irgendwelchen Talkshows oder Bildungseinrichtungen oder dank diverser weltlicher oder religiöser Predigten. Diese Predigten, welcher Konfession oder Aufklärungsschule auch immer, können bestenfalls als Inspiration dienen, sein Innerstes zu erforschen. Der Wahrheit im wahrsten Sinne auf den Grund zu gehen. Einer Wahrheit, die frei ist von Ausreden, Relativierungen und Toleranzen. Die nicht wie eine Diät-Cola daherkommt.

Wenn nun Thomas von Kempen den Leser anregt, mittels wahrer Reue und demütigem Bekenntnis der eigenen Sünden das Innerste rein und hell werden zu lassen, dann könnte man diese Reinheit und Helligkeit als jenen idealen Zustand sehen, bei dem Wahrheit überhaupt erst sichtbar wird. Wozu wiederum keine Religiosität unbedingt vonnöten ist, sondern bloß der Wille, einen Lichtschalter zu betätigen. Licht in die innersten Räume zu befördern. Dorthin, wo man dann sehr wohl absolute Gewissheit darüber erlangt, ob eine bestimmte Handlung oder Haltung wirklich gut oder wirklich schlecht ist.

Alle wissen dies insgeheim, so konträr ihre nach außen getragenen Ansichten sein mögen.

Für Kempen ist der »Tröster« natürlich Jesus, den man immer und überall mit sich umherträgt. Aber das Bild stimmt in jedem Fall, wie sehr nämlich die Wahrheit zu trösten vermag, wenn sie einmal unverstellt vor uns steht. Klar, wir sind keine Augustiner-Chorherrn wie Thomas von Kempen, keine mittelalterlichen Mystiker, dass wir uns aus der Welt herausnehmen und ganz in der Vision leben können. Wir sind zum Erschaffen und Erwirtschaften, zum Forschen und Durchforsten, zum Sparen und Geldausgeben, zum Häuserbau und zur Steuererklärung, zum Reichtum und zur Armut verdammt, ja letztlich dazu verdammt zu lügen. Aber wir besitzen dennoch alle ein Gewissen, dort, wo eben auch die Gewissheit steckt, fremd in der Welt zu sein.

Gerade aber diese Erkenntnis des Fremdseins befähigt uns dazu, dem anderen, unserem Gegenüber mit echter Zuneigung zu begegnen. Der andere ist ein Verlorener wie wir selbst: das Kind, der Partner oder gar der völlig Fremde.

Dies führt zur Solidarität mit dem eigenen Selbst im anderen. Solidarität mit der Einsicht, dass der Mensch ein Wesen ist, das im Kern das Alleinsein in sich trägt.

Doch diese Wahrheit wird verbannt, dann schon lieber sich einer bestimmten Gruppe zuordnen: den Weißen, den Schwarzen, den Christen, Muslims, Atheisten, den Anhängern von Real Madrid oder denen von Barcelona, den Anständigen, den Fleißigen, den Versagern, Leuten mit Lederhosen, mit Kopftüchern, mit Waffen, Akademikern, guten Autofahrern, den anderen Autofahrern. Denn das schafft schließlich Verbundenheit, in erster Linie aber schafft es eine »Krankheit der Gruppe«. Eine Krankheit (ich würde gerne von Hysterie sprechen, wenn das noch ginge), die uns besonders anfällig macht für jede Art von Lügen. Lügen, die den Sinn und Zweck und vor allem die Schönheit und Grazie und Überlegenheit der jeweiligen Gruppe bestätigen sollen.

Der Nationalismus ist vollkommen natürlich, eine natürliche Krankheit. Nichts anderes als ein Virus. Ein Schnupfen, wie es in Jakob van Hoddis' Gedicht *Weltende* heißt. In dem vom Sturm die Rede ist, der da ist, und wie die wilden Meere an Land hupfen, um dicke Stämme zu zerdrücken. »Die meisten Menschen haben einen Schnupfen. Die Eisenbahnen fallen von den Brücken.«

Wir Menschen sind wie Blätter auf einem Baum, die sich dem Zweig zurechnen, auf dem sie wachsen, und vielleicht noch dem Ast, auf dem dieser Zweig wächst, in der Folge aber auch sagen, verdammt, wir gehören zur Krone; oder, verdammt, wir sind so weit unten, dass wir die Wurzeln des Baums sehen; oder, wir zählen zu denen, die sehr nahe an der Häuserwand wachsen und die darum den Leuten vom dritten Stock ins Zimmer schauen können. Und auch noch in deren Fernseher. Und darum mehr von der Welt wissen als die dort oben in der Krone, die ja viel Licht haben, mag sein, aber kaum mehr zu sehen bekommen als den Himmel und die Wolken. Na, und in der Nacht, wenn mal kein Smog ist, halt ein bisschen Weltraum. Worauf freilich die in der Krone mächtig stolz sind, auf ihre Weltraumsicht, während die mit dem Blick hinüber in die Wohnung den Weltraum nur als die Abbildung auf einem rechteckigen Schirm kennen.

Stimmt, alle haben ihre Herkunft, ihre Bindung, ihre Familie, ihre Kultur, aber wenn man es genau nimmt, so verbindet uns doch sehr viel mehr das Angeborene als das Angewachsene. Eine Schwäche, ein Makel, eine Stärke oder ein Talent. Viel mehr als die gleiche Hautfarbe oder Nationalität. Die Nationalität ist ein Drama, das wir aus dem Umstand formen, an eine bestimmte Stelle der Erde geraten zu sein.

Ich bin überzeugt, dass neben der großen Zahl genialer oder talentierter Pianisten und Pianistinnen eine große Zahl ebenso talentierter Pianisten und Pianistinnen besteht, die freilich nie in ihrem Leben je ein Klavier zu Gesicht bekommen und also niemals von ihrem Talent erfahren werden, und dennoch sind sie letztlich alle miteinander verbunden. Bilden ebenso eine Gruppe. Eine intuitive Gruppe. Aber keine Gruppe, die irgendwann auf die Idee kommen wird, die Gruppe der ebenso talentierten und ebenso intuitiv miteinander verbundenen Sarangispieler zu attackieren.

Es wäre eine sinnvolle und zielführende Aufgabe, alles zu tun, um sämtliche Talente ans Licht zu bringen. Und wenn's dann auch noch eine Gruppe der in jeder Hinsicht Untalentierten gäbe, auch gut. Absolute Talentlosigkeit, das wäre eigentlich reiner, purer Adel.

Vielleicht ist es falsch, von einem Scheitern der Wahrheit zu sprechen. Es scheitert ja nicht die Wahrheit an sich, sondern wir scheitern an ihr. Sie steckt fest in unserer eigenen Mitte und ist doch so unnahbar. Wahrscheinlich ist es mit der Wahrheit wie mit einer Brille, die man verzweifelt in der ganzen Wohnung sucht, jede Lade aufreißt, manche Lade sinnloserweise auch ein zweites, drittes, viertes Mal, dabei sogar in den Kühlschrank schaut, weil man zuletzt irrtümlicherweise die Brille zwischen Butter und Käse abgelegt hatte. Man sucht also verzweifelt jede Ecke ab, bezichtigt sich der Demenz oder simpler Verblödung, um dann am Ende der Verzweiflung festzustellen, die Brille nach oben auf die Stirn geschoben zu haben. Oder dass sie sogar ganz regulär auf dem Nasenrücken sitzt.

Man ist fassungslos. Fassungslos und glücklich.

Die Brille ist eben *nicht* verschwunden wie manchmal diese Socken in der Waschmaschine und manchmal diese Menschen, die angeblich nur zum Zigarettenautomaten unterwegs waren. Klar, man kann auch eine Brille verlieren, man kann auch die Wahrheit verlieren. Aber viel wahrscheinlicher ist, dass man sie übersieht und überfühlt, sie aber ganz nahe bei sich trägt. Sie auf dem Nasenrücken spazieren führt.

Der Koch, das Ei, die Suppe und der Staub

Entgegen früherer Zukunftsfantasien betreffs einer Menschheit, die sich nur noch aus Tuben ernährt, aus denen lachs- oder spinatfarbene Pasten gleiten, oder die zweimal am Tag einen Keks zu sich nimmt, darin alles ist, was man braucht, der Keks aber nach rein gar nichts schmeckt, entgegen solcher Befürchtungen also leben wir in einer Epoche des Kochens und Speisens. Zumindest scheinen Kochshows und Kochbücher und der Kult ums Essen eine *Verhaubung* ganzer Gesellschaftsschichten zu bewirken.

Ich vermute, dass zu den letzten Bereichen, an die wir die Künstliche Intelligenz heranlassen werden, die Küche zählt. Es hat sich ja nicht einmal die Mikrowelle wirklich durchgesetzt. In vielen Küchen steht sie einfach da wie ein von der Zeit mumifiziertes Objekt.

Wir fürchten den Geist in der Maschine. Jeder, der einen Computer hat, merkt, wie dieser sich im Laufe der Zeit verändert. Wie sollte es auch anders sein? Angesichts dessen, was sich manche Computer an Schrecklichem ansehen müssen, welche Bilder da durch ihre »Venen« fließen. Andererseits aber auch große Gedanken, bereichernde Fantasie und das Glück des Enzyklopädischen. Kein Rechner bleibt unberührt.

Natürlich kochen wir mithilfe von Maschinen. Aber man könnte vielleicht sagen, es sind eher dumme Maschinen, die wir an diesen Ort lassen. Mixer und Backöfen und Geschirrspüler. Waschen, Mixen, Kneten, Pürieren, Zerkleinern. Im wahrsten Sinne »Küchenhilfen«. Nicht mehr. Weit entfernt von den Visionen einer voll automatisierten Küche, wie man sie in den Sechziger- und Siebzigerjahren in ähnlicher Weise erträumte wie die Kolonialisierung von Mond und Mars. Verwirklicht eher in der Parodie, man denke etwa an die Villa Arpel in Jacques Tatis *Mon oncle*. Und so ist es auch mit dem Anblick, den uns die Städte liefern. Sie sind entgegen zahlreicher Utopien ungemein bieder geblieben. Nirgends gewaltige Stadtautobahnen wie in Fritz Langs *Metropolis*, nirgends fliegende Taxis wie in Luc Bessons *Das fünfte Element* (was sicher auch ein Glück ist, wenn man die Taxifahrer kennt), nirgends riesenhaft durch die Straßen schwebende Werbehologramme wie in *Blade Runner*, nirgends stadtnahe Raketenabschussrampen für Flüge zum Saturnmond Titan wie in *Gattaca* und nirgendwo ein expressionistisch sich wandelnder Stadtorganismus wie in *Dark City*. Stattdessen schauen wir tagein, tagaus, während wir in den guten alten U-Bahnen durch enge Röhren fahren, in sehr kleine Fenster in unseren Händen, womit wiederum kaum ein Schriftsteller oder Visionär gerechnet hat.

Unsere Küchen, auch wenn es sich um exklusive Edelstahlschönheiten mit Arbeitsplatten aus Naturstein und Einbauöfen mit Brotbackstufen handelt, haben mehr mit den Küchen der Jungsteinzeit oder der alten Römer gemein als mit den Visionen von einer Kochzelle, in der man selbst gar nicht mehr zu stehen braucht. Oder nur noch als eine Person, die Symbolknöpfe auf Bildschirmen drückt und virtuelle Speisekarten durchblättert.

Der Mensch will kochen. Für manche ist es wie Schlammcatchen, für andere wie Liebe machen.

Die Perfektionierung der Küche selbst scheint in erster Linie eine Frage des Designs und der Werkstoffe zu sein, und das gilt eben auch für die Ver*elendung* der Küche, die nicht einer verwirrten oder wahnsinnig gewordenen Technik zu verdanken ist, sondern sozialen Umständen, schlechtem Geschmack, ungenügender Pflege und einer gewissen Hinfälligkeit der Materialien.

Die einfachste Art, beim Kochen zu scheitern, besteht sicherlich darin, dass das Gekochte nicht schmeckt. Was also bedeutet, der Akt des Kochens ist an sich gelungen. Also ist weder das Essen an- oder gar die Küche abgebrannt, noch wurde der Prozess der Zubereitung mit seinen chemischen Reaktionen so radikal ausgeübt, dass zu wenig oder gar nichts übrig blieb. Oder haben sich die Zutaten auf unerwünschte Weise stark verwandelt. Eigentlich ist alles in Ordnung. Eigentlich.

Für Kinder zu kochen ist eine Sache für sich. Es muss einfach scheitern, weil es sich in diesem Punkt, diesem Essenspunkt, bei Kindern ganz einfach um Aliens handeln dürfte. Aliens, die die meisten Lebensmittel auf der Erde schlichtweg nicht vertragen, vor allem wenn diese grün sind – was dann also ein schöner Gegensatz zum Begriff kleiner grüner Männchen wäre. Wobei sich gegen eine solche Interpretation wohl wirkliche Aliens wehren dürften, die nicht verstehen würden, wenn ihnen ausgerechnet eine Vorliebe für wild belegte Scheiben (Pizzen), lange helle Würmer mit roter Farbe oben drauf (Spaghetti mit Sauce) und zerhacktem Rind in traurig weichen Brötchen (Hamburger) angedichtet wird.

Bei Erwachsenen geht es in der Regel etwas unterschwelliger zu. Eher ist es das Fehlen eines Kommentars, das ahnen lässt, etwas stimme nicht. Oder dieses ständige Nachsalzen. Oder Maggi. Oder Sojasoße. Oder die Bitte nach etwas Crème fraîche. Das ist vor allem dann eine Gemeinheit, wenn das Essen eigentlich ganz in Ordnung ist, aber halt nicht auf dem Niveau von dem Arbeitsessen im Sternerestaurant am Vorabend. Oder halt nicht so deftig wie dieses Dönerfleisch, das man sich mittags reingezogen hat.

»Ja, aber wenn das Salz halt fehlt?«, sagt jemand.

Darauf wäre zu antworten: »Würden Sie bei einer Zeichnung oder einer Malerei, die Sie betrachten und an der Ihnen irgendetwas nicht gefällt oder von der Sie einfach finden, schon mal ein besseres Bild gesehen zu haben, würden Sie sich also schnell einen Stift oder Pinsel holen und anfangen, auf dem Gemälde herumzustreichen? Nein, wenn ein Essen nachzusalzen ist, dann muss dies durch die Köchin oder den Koch geschehen.«

»Wenn es aber wirklich schlecht ist?«

»Grad noch hat bloß das Salz gefehlt.«

Letztlich ist es wie mit vielen Dingen, die man am besten begreift, wenn man sie am eigenen Leib erlebt hat. Man muss selbst die Mühen des Kochens auf sich nehmen, um die Not privater Köchinnen und Köche zu begreifen, etwa in den Situationen, wenn das Essen fertig auf dem Tisch steht und man nun versucht, sämtliche Mitglieder einer Familie an diesen Tisch zu bekommen, bevor das Essen kalt wird. Die einen müssen plötzlich dringend auf die Toilette, andere brauchen nur noch ganz kurz, um eine Arbeit zu beenden, eine Arbeit, die nicht selten eine Form von Vergnügen ist. Andere müssen noch ein Telefonat beenden oder sich die Hände waschen. Nichts gegen Händewaschen vor dem Essen, aber wieso muss man dazu noch eine ganze Weile vor dem Computer sitzen bleiben? Oder ewig lange in den Kleiderschrank und auf die eigenen Klamotten schauen wie in eine wahrsagende Glaskugel? Oder sich zwar gleich an den Tisch setzen, dort aber zuerst einmal einen halben Liter von etwas hinunterschlucken, was an flüssige Gummibärchen erinnert?

Oft wird dann beschwichtigt, das Essen werde ja auch leicht erkaltet immer noch irgendwie schmecken. Aber das ist verdammt noch mal nicht das, was eine Köchin oder ein Koch möchte, dass ihr oder sein liebevoll zubereitetes und eben genau in der richtigen Weise erhitztes Essen auch kalt noch *irgendwie* schmeckt. Das verspätete Erscheinen der Esser – und die Mühe, sie alle zusammenzutrommeln – ist mehr als bloß eine Pointe des Alltags, sondern ein Ärgernis des Zwischenmenschlichen.

Im Restaurant aber, in der Kneipe, im Café, da sitzen alle brav und sind froh, überhaupt bedient zu werden.

Wenn ich bei meiner Frau und ihren Kindern bin und sie es ist, die kocht, ist es mir stets eine Freude, als Erster am Tisch zu sitzen. Im Glanz der Pünktlichkeit zu stehen, vor allem in der Pflicht der Würdigung. Wobei ich allerdings hin und wieder höhnisch gegen die Kinderschar bin, die gleich einer Truppe verspäteter Bummelzüge eintrudelt.

Ich sage dann gerne, wir spielen hier nicht Deutsche Bahn.

Zum Kochen also.

Und zwar zum Kochen mit einer Herdplatte.

Ich mache das jetzt seit gut fünfzehn Jahren. Was anfangs als Provisorium gedacht war, nämlich eine aus einem einzigen Kochfeld bestehende Induktionsplatte – Kochen mit nur einer Feuerstelle –, ist zum feststehenden System geworden. Eine extreme Reduktion, die es mit sich bringt, dass das Gelingen und Scheitern nahe beieinanderliegen. Eine Frage der Zeit, der Kochzeit. Nudeln etwa, die man ja nicht *vor* der Soße kochen möchte. Weshalb ich die Nudeln nicht erst vom Herd nehme, wenn sie al dente im Salzwasser schwimmen, sondern schon etwas früher. Genau die Zeit, die es dann braucht, um die vorbereitete Soße in die richtige Wärme zu versetzen und um letzte Zutaten zu bereichern, etwa den heiligen Schnittlauch. Genau wiederum die Zeit, in der die Nudeln im heißen, aber eben nicht kochenden Wasser ihren gewünschten Zustand erlangen. Im rechten Moment im Sieb landen, austropfen und ein wenig Butter empfangen.

Das ist noch die einfachste Übung. Denn wo ein klassischer Herd fehlt, fehlt auch ein Backrohr, das sich eignen würde, Gewärmtes warm zu halten oder es finalen Röstungen zuzuführen. Nein, es existiert nur diese eine Quelle von Wärme und Hitze, aber natürlich mehrere Töpfe und Pfannen und die dazugehörigen Deckel, unter denen es ja auch schön warm werden kann. Dies alles setzt ein exaktes Timing voraus.

Meine Küche ist nicht groß, könnte aber kleiner sein, etwa so klein wie mein Schlafzimmer, in das vielleicht der Sarg von Schneewittchen passen würde, aber dann leider keiner von den Zwergen mehr Platz hätte. Natürlich benötigt es eine gewisse Fläche, wenn das einzeln Zubereitete, das sich zunächst immer in einem halb fertigen oder fast fertigen Zustand befindet, in den verschiedenen Töpfen und Pfannen zugedeckt oder halb oder gar nicht zugedeckt darauf wartet, ein letztes Mal auf die einzige vorhandene Feuerstelle zu geraten, um dort vermischt oder unvermischt die ideale Konsistenz und ideale Temperatur zu erhalten.

Das geht nicht immer gut. Nicht alles wird in der gewünschten Weise knackig, bissfest, weich oder knusprig, wenn es noch einmal erhitzt wird. Mitunter entsteht beim Kochen auch eine gewisse Panik, wenn die ineinander verschränkten Arbeitsgänge an einer bestimmten Stelle in Unordnung geraten und dadurch Aufruhr in der Warteschlange entsteht. Wenn mit einem Mal jeder meint, als Nächster dran zu sein, und jeder Angst hat, benachteiligt zu werden.

Kochen kann einen auch wahnsinnig machen.

Aber ebenso muss gesagt sein, dass die Beschränkung auf

dieses eine kreisrunde Kochfeld im schwarzen Viereck – mit seiner Fähigkeit, sich dem Radius von Topf oder Pfanne anzupassen – auch zu einer enormen Freude führt, zu einer Sucht, es genau auf diese eine Weise zu schaffen. Es hat etwas von einem Austarieren der Zeit. Einer schönen Schwierigkeit. Einer Besteigung.

Aber klar, das Thema dieses Buchs sind die Abstürze. Und man kann ja wirklich aus jeder Höhe herunterfallen. Bei der Herstellung eines weichen Eis – und es sind sicher ungezählte weiche Eier, deren Anblick beim Öffnen Menschen unglücklich gemacht haben – bis hin zu jenen Gerichten, deren Namen sich so anhören, wie wenn jemand einen Handstand macht und sich gleichzeitig ein Marmeladebrot schmiert und dabei einen Whisky einschenkt: so was in der Art wie Risotto-Küchlein mit Tomatentatar und Basilikumschaum oder Kabeljau mit Oliveneis und Fenchelpüree.

Aber bleiben wir doch gleich beim Ei beziehungsweise beim weichen Ei, denn so simpel seine Zubereitung, so vielfältig die Möglichkeiten, dabei zu scheitern. Es soll aber nicht die Rede von weichen Eiern auf den Frühstückstafeln von Hotels und Pensionen sein, die mehr einer Tombola gleichkommen und bei denen es unwahrscheinlich ist, eins zu erwischen, das etwas anderes als eine Reminiszenz darstellt. Eine Erinnerung an einen früheren besseren Zustand des Eis, bevor es hart und das Dotter bröckelig wurde und die Farben, das Weiß und das Gelb, den Charakter von etwas annahmen, das zu oft und falsch gewaschen wurde.

Nein, die Rede soll sein vom heimatlich hergestellten weichen Ei.

Das Ei, Symbol des Lebens wie des Todes (genauer gesagt der Hoffnung auf ein Leben nach dem Tod, einer Auferstehung), bietet in seiner gekochten Form eine der besten Möglichkeiten bei Tisch, einen geliebten Menschen für sich einzunehmen. Es hat tatsächlich etwas von einem Geschenk. Aber klar, bei Geschenken kann einiges schiefgehen. Und ein falsches Geschenk ist so viel schlimmer als gar keines.

Das Ei ist eben nicht nur ein Symbol des Lebens und des Todes, sondern steht auch für den Beginn des Tages, überhaupt für den Anfang, auch den sich stets wiederholenden Anfang der Liebe.

Man kann eine Suppe versalzen, dumm, man kann einen Braten zu lange im Rohr lassen, dumm, oder Griesnockerln servieren, die in ihrem Kern an das metallische Innere der Erde erinnern, dumm, aber viel fataler ist es, den Tag mit einem schlecht zubereiteten Frühstücksei zu beginnen. Erst recht an Ferien- und Ruhetagen, wenn dem Beginn des Tages die Bedeutung der Freiheit zukommt. Ein Fünf-Minuten-Ei, das in solchen Momenten als Drei-Minuten-Ei erscheint oder aber wie ein Sieben-Minuten-Ei, ist wie ein Betrug am geliebten Menschen.

Dabei sind die Regeln zur Gewinnung eines Eis in gewünschter Konsistenz einfach und von geringem Aufwand, ganz im Unterschied zu Whisky und Marmeladebrote kombinierenden Kopfstandübungen.

Für das gute weiche Ei braucht's eine Uhr, die imstande ist, innerhalb von ein paar Minuten nicht eklatant falsch zu gehen; Eier, die man schon ein wenig vor dem Kochen aus dem Kühlschrank nimmt, um den Temperaturschock in Grenzen zu halten; Salz oder Essig im kochenden Wasser, oder aber man sticht ein winziges Loch in die Luftkammer am unteren Ende des Eis, damit es nachher nicht aussieht, als stammte es aus dem Mittelalter. Wichtig auch, die Eier, gleich nachdem sie aus dem heißen Wasser genommen wurden, kalt abzuschrecken, damit sie nicht weitergaren und zu etwas werden, was man in anderem Zusammenhang ein Überraschungsei nennt.

Apropos Überraschung aus dem Ei.

Ein älterer Herr erzählte mir einmal, im gut flüssigen Dotter seines Frühstückseis – serviert in der luxuriösen Pensionistenresidenz, wo ich ihn besuchte – eine Perle entdeckt zu haben.

»Sie meinen sicher im Inneren einer Auster, nicht in einem Ei, oder?«, sagte ich. Immerhin hatte ich davon gelesen, dass Derartiges ab und zu geschah, also Leute beim Austernessen in Perlen bissen.

»Sie halten mich für dement, nicht wahr?«, erwiderte er sehr ernst.

»Nein«, antwortete ich unsicher.

Er darauf: »Wenn ich von einem Ei spreche, dann meine ich auch ein Ei.«

Ich entschuldigte mich.

Dann zeigte er mir die Perle und fragte: »Sehen Sie die Vertiefung?«

Er reichte mir eine Lupe. Jetzt erkannte ich die kleine, runde, ein wenig unregelmäßige und beinahe geschlossene Rille.

»Ich habe sie sofort wiedererkannt«, sagte der Dreiundachtzigjährige. »Das ist die Perle, die meine verstorbene Frau auf dem Opernball 1962 verloren hat. Das war das Jahr, als Herbert von Karajan zurücktrat.«

Ein dummes Missgeschick, sagte er, ein gerissenes Armband. Und wie unwirklich es gewesen sei, da zwischen den Füßen der Ballbesucher nach den einzelnen Perlen zu suchen.

»Bis auf eine haben wir alle gefunden. Aber den Verlust dieser einen Perle hat meine Frau ein Leben lang nicht verschmerzt. Sie hat auch niemals das Armband wiederherstellen lassen, nur die einzelnen Perlen aufbewahrt. Und jetzt … das muss man sich vorstellen, zehn Jahre nach ihrem Tod. Und keine Angst, lieber Herr Steinfest, ich finde es auch nicht gerade normal, dass diese Perle fünfzig Jahre später aus meinem Frühstücksei hochtaucht. Aber es ist nun mal so. Ich bin einfach nicht dement genug, mir das Ei als eine Muschel zu denken.«

Ja, was soll man da sagen?

(Die Leute erzählen mir solche Geschichten, weil sie wissen, dass ich als Autor dem Fantastischen verfallen bin. Und dann enttäusche ich sie, indem ich mich logisch gebe und von Austern rede.)

Aber zurück zu Eiern, die ohne Perlen sind und die man natürlich auch mithilfe von »mitkochenden« Eieruhren und Eierkochern aus Edelstahl in den gewünschten Zustand versetzen kann. Doch meine Erfahrung sagt: Es nützt alles nichts. Die Eier werden, was sie sind: ein Rätsel. Ich weiß nicht, wie viele Menschen diese meine Erfahrung teilen können, aber ich habe schon absolute Katastropheneier produziert, obgleich ich jede Regel befolgt habe und die kochenden Eier auch keine Sekunde unbeaufsichtigt ließ. Andererseits geschah es des Öfteren, dass ich die Eier ins Kochwasser tat, dann aber – Brote zuschneidend, die Kaffeemaschine in Betrieb setzend – viel zu spät daran dachte, die Stoppuhr einzuschalten. Um schließlich intuitiv – weniger die Zeit schätzend, als mich vom Anblick der Eier leiten lassend – den Kochprozess zu beenden. Das waren in Summe die gelungensten weichen Eier.

Umso genauer ich die Sache mit dem Ei nehme, umso größer das Risiko, dass etwas schiefläuft. Weil nun mal zwischen weich und wachsweich ein Unterschied ist, da nützt dann auch kein Bambussalz von buddhistischen Mönchen oder Fleur de Sel aus Mallorca.

Umgekehrt nützt es aber auch nichts, aus der Intuition ein System oder Prinzip machen zu wollen. Also absichtsvoll auf jede Hilfe und Regel zu verzichten. Habe ich versucht, hat auch nichts gebracht. Die Intuition funktioniert nur in

Momenten des Missgeschicks, aus der Not heraus, nicht als gezielte Aktion.

Natürlich hängt vieles auch vom Ei selbst ab. Aber wer kann schon ins Ei hineinschauen, bevor er es öffnet?

Vom Ei zum Tofu.

Lange vor der Singularität eines einzelnen induktiven Kochfelds meiner Stuttgarter Küche besaß ich in meiner Wiener Wohnung einen Gasherd von der Art, die einem auch mitten in den Achtzigerjahren ein Gefühl für die 1930er-Jahre gab.

In meinem Wohnraum stand der vielleicht schönste Esstisch der Welt: ein wuchtiger, breiter, lang gestreckter ehemaliger Arbeitstisch eines Rahmenmachers, auf dem etwas zu spüren war, was Patricia Highsmith das *Zittern des Fälschers* nennt. Er war voll von tiefen Furchen im dunklen Holz, dazu Flecken von Goldfarbe, eine Menge Schnitte kreuz und quer vom Anfertigen der Passepartouts wie auch die eine oder andere ins Holz geritzte Zahl (ich machte mir eine Zeit lang die Mühe, genau diese Zahlen im Lotto zu spielen, was leider nichts nützte, aber vielleicht waren es die richtigen Zahlen zur falschen Zeit. Ich spiele bis heute Lotto ohne jede Hoffnung und ohne jede Berechtigung auf Hoffnung. Ich weiß, dass die Gewinner immer die anderen sind).

Um diesen Tisch herum pflegten sich meine Gäste zu versammeln. Selbstverständlich gab es nie ein Tischtuch, welches die Physiognomie dieser lebhaften Tischplatte verborgen hätte. Meine Spezialität waren Kartoffelpuffer, in denen genug Knoblauch steckte, um einem jeden Esser das Leben zu verlängern, und zwar nicht nur in Hinblick auf Vampire. Aber an diesem bestimmten Tag wollte ich eine komplizierte »Miniatur« versuchen. Etwas Biedermeierliches.

Kurz zuvor war ich im Warteraum meines Hausarztes in einer sogenannten Frauenzeitschrift auf ein Tofurezept gestoßen und nun wild entschlossen, selbiges Gericht meinen Gästen als Vorspeise zu kredenzen: schmale, quadratische Tofuscheiben mit einer Seitenlänge von vielleicht drei Zentimetern, zu Würfeln gestapelt, mit diversen Pasten und vielen klein gehackten Kräutern dazwischen. Eine einzige große Fuzzelei. Und damit diese solcherart hochgeschichteten Würfel nicht auseinanderfallen konnten, wurden sie mit dünnen Streifen von gekochtem Lauch zusammengebunden und mittels einer Schleife geschenkartig vollendet. Allein die »Bindung« dieser Dutzenden von Tofuwürfeln war geeignet, die Nerven eines Zen-Meisters zu strapazieren. Aber es lohnte sich. Nach einigen umgestürzten Konstruktionen, mehreren gerissenen Lauchbändern, zerquetschten Tofuscheiben, hervorquellenden Füllungen, begleitet von vielen Flüchen, konnte ich dennoch ein Silbertablett auf die Mitte des Tischs stellen, auf dem die quadratischen Würfel in zweifingerbreiten Abständen zueinander ihrerseits ein Quadrat bildeten. Hätte ich es nur fotografiert! Aber das war noch vor der Zeit, als man alles und jedes mit einer Kamera aus seinem Telefon bannte und das Leben zum Bildband geriet.

Als ich diese Vorspeise, deren Zubereitung mich über eine Stunde und besagte Nerven gekostet hatte, meinen Gästen servierte, war zwischen ihnen bereits die obligate politische Diskussion entbrannt – vielleicht auch etwas über Fußball, aber damals in den Achtzigerjahren war einfach alles Politik, so wie heute eigentlich gar nichts. Es wurde hitzig und leidenschaftlich gestritten und gelacht und getrunken, ja, und man griff natürlich auch nach den dargereichten Würfeln, ohne allerdings nur für einen Moment das Gespräch zu unterbrechen.

Ich hatte mich dazugesetzt und sah fassungslos zu, wie mein Quadrat nicht nur rasch alles Quadratische einbüßte, sondern wie da im Zeitraum einer gefühlten Sekunde – die in der Realität auch nicht mehr als drei, vier Minuten dauerte – meine Tofuzauberei unkommentiert in den Mündern der gar nicht redefaulen Gäste verschwand. Kein Wort, kein *Bravo!*, kein *Lecker!*, kein anerkennendes Geräusch, sondern dumpfes, simples Schmatzen. Mir schien, es hätten auch allerbilligste Kartoffelchips nicht weniger Beachtung finden können. In kürzester Zeit war das Tablett leer. Es war wie nie geschehen. Ich empfand einen tiefen Schmerz. Und konnte mich ja nicht einmal beschweren. Ich fürchtete, dass, wenn ich jetzt begonnen hätte, zu erwähnen, was ich gerade Edles aufgetischt hatte und wie traurig unbemerkt es geblieben war, man mich nicht verstanden hätte. Ja, vielleicht hätte jemand gefragt: »Tofu? Im Ernst?«

Es ist eine Episode, die sich noch oft wiederholen sollte, aber nie mehr so radikal, weil halt manchen Gästen einfällt, höflich zu sein, oder es einer dieser Abende ist, wo keiner so recht weiß, was er sagen soll und man froh darum ist, übers Essen zu sprechen, überhaupt über das Kochen. Wobei das freilich zu einer weiteren Peinlichkeit führt – und ich habe das hundertmal erlebt, bei mir und bei anderen –, dass nämlich, während die Gesellschaft noch das Essen einnimmt, über andere Essen gesprochen wird. Es wird nicht gesagt, dass es anderswo besser geschmeckt hat, das nicht. Doch während jemand seine Zähne in ein Stückchen Hühnerfleisch schlägt, redet er über ein ganz anderes Hühnerfleisch, redet über ein anderes Essen, wie großartig die Sowiesos gekocht haben und wie toll das Essen in diesem oder jenem Restaurant war und dass man niemals wieder so großartige Tofuwürfel wie damals beim …

So sehr Meisterköchen und Fernsehköchen und kochenden Prominenten unsere Aufmerksamkeit zuteilwird, so wenig echte Begeisterung empfangen die Kochheldinnen und Kochhelden des Alltags.

Eher fällt auf, wenn etwas *nicht* stimmt. Was mich zu einer anderen exemplarischen Geschichte führt.

Ich kochte diesmal nicht in meiner eigenen Wohnung, sondern in der einer Freundin, deren Mutter Geburtstag hatte. Man hatte mich gebeten, bei diesem mehrgängigen Menü für die Suppe zu sorgen. Eine Frittatensuppe, so der ausdrückliche Wunsch der Jubilarin.

Diese von Schwaben und Badenern auch als Flädlesuppe, anderswo in Deutschland als Pfannkuchensuppe bezeichnet, in Österreich aber nach dem italienischen *frittata* (Omelett) benannt, war einstmals ein Resteessen, als man übrig gebliebene Palatschinken zur günstigen Suppeneinlage umgestaltete. Und wie ein »Rest« kamen meine Frittaten dann auch daher.

Es handelte sich um eine größere Gesellschaft, knapp über zwanzig Leute um einen lang gezogenen Tisch, alle saßen sehr eng, die weißen Suppenteller aus Porzellan vor sich, weiße Servietten, schwere silberne Löffel, Gläser von Wein und Wasser. Und dann wurde ein großer Topf mit Gemüsebrühe hereingetragen. Die aus dünnen, erkalteten, gerollten Palatschinken geschnittenen Frittatenstreifen hatte ich extra bereitgestellt, da man sie bekanntermaßen aufgrund ihres starken Aufquellens immer erst im letzten Moment der Suppe beifügt. Wie auch den mit der Schere zubereiteten Schnittlauch und die klein gehackte Petersilie, die ich in Schälchen über den Tisch verteilt hatte.

Viel Suppe, viel Schnittlauch und Petersilie …

Dem Plan entsprechend, umrundeten zwei Frauen vor mir den Tisch, um die einzelnen Teller mit der Brühe zu füllen, während ich hinter ihnen mit meinen Frittaten folgte. Und zwar einer viel zu geringen Menge. Es ist mir bis heute ein Rätsel, wie ich mich derart hatte verschätzen können. Den ersten zwei, drei Leuten servierte ich noch eine normale Portion, dann aber wurde mir klar, dass ich bei solcher Verteilung spätestens bei der Hälfte der Gäste ohne Suppenbeilage dastehen würde. Ich begann, spürbar zu schwitzen, so ein Prüfungsschwitzen, bei dem man meint, über jeder betroffenen Drüse leuchte ein Zahl auf: eine schlechte Note.

Ich begann nun, ab dem nächsten Gast eine deutlich geringere Menge an Frittaten in die Suppe zu geben. Der Gast freilich merkte es. Ich konnte sehen, wie sein Blick zum Suppenteller seines Nachbarn ging und wieder zurück zu seinem eigenen. Er wollte etwas sagen. Aber ich wechselte schnell zum Nächsten und bewies dem Benachteiligten sogleich, dass er nicht der Einzige solcher Ungleichbehandlung bleiben würde. Und nicht nur das. Die Portionen, die ich in der Folge verteilte, wurden von Person zu Person geringer. Eine Unruhe entstand. Zwar redeten die Gäste weiter über dies und das, aber alle waren mindestens mit einem Auge und einer Gehirnhälfte bei ihren Suppen und den gleich verlorenen Schiffbrüchigen auf den Suppenoberflächen schwimmenden Frittaten. Es wurde peinlich und lächerlich. Aber selbst trotz der Rationierung schaffte ich es nicht. Als ich beim letzten Drittel der Gäste angekommen war, hatte ich nur noch drei Frittaten zur Verteilung. Die Spannung steigerte sich. Mein Scheitern war für alle offensichtlich. Mein Gott, ich hätte mir jetzt gerne die gleiche Unaufmerksamkeit wie damals bei meinen durchaus ausreichend vorhandenen Tofuwürfeln gewünscht. Stattdessen zog ich nun alle Blicke auf mich. Man schien gespannt darauf zu warten, was ich mit diesem kümmerlichen Rest an Frittaten anstellen würde. Würde ich sie »gerecht« auf die verbliebenen Personen verteilen? Drei Frittaten auf sechs Personen? Würde ich die dünnen Streifen halbieren?

Es handelte sich bei aller Länge des Tischs um eine recht schmale Platte, sodass die Leute der einen Seite nur eine Armlänge gegenüber denen der anderen Seite saßen. Was auch bedeutete, dass nun jene Gäste, die eine normale oder halbwegs normale Portion Frittaten in ihren Tellern hatten – denn natürlich hatte niemand zu essen angefangen –, genau denen gegenübersaßen, die über rein gar nichts verfügten außer ihrer Brühe und der deprimierenden Aussicht auf irgendeine Aufteilung von nur drei Stück des nudelig zugeschnittenen Teigs.

Jetzt brach die Humanität los. Unisono erklärten sich jene mit den vielen Frittaten bereit, den ihnen Gegenübersitzenden einen Teil ihrer Portionen abzugeben. Es entwickelte sich das übliche Hin und Her aus »Aber das ist doch nicht nötig!« und »Nein, nein, ich bestehe darauf!«. Letztlich wanderten Teile der Frittaten vom Norden in den Süden, und die einen waren froh um ihre soziale Tat, die anderen darum, sich ihre Suppe nicht mit Schnittlauch und Petersilie *schönreden* zu müssen. Aber auch im Bereich des mittleren Gästedrittels, wo die ursprüngliche Verteilung zu einer sukzessiven Minimierung geführt hatte, war man bemüht, Gerechtigkeit dort zu schaffen, wo sie mir nicht gelungen war.

So geschah es, dass, während sich sämtliche Gäste in einer Umverteilung der Frittaten befanden, ich nicht mehr dazu kam, meine verbliebenen drei Stücke irgendwie zu portionieren und an den Ort ihrer Bestimmung zu befördern.

Stimmt, ich hätte mich an meinen eigenen Platz setzen können und dort die drei Frittaten … Ich träumte noch Jahre später von der Geschichte, und es erklärt vielleicht mein Interesse an genau dieser Zahl, die also in meinem Fall weniger einen christlichen als einen katastrophalen Hintergrund besitzt. Also, ich hätte die drei Streifen in meinen Teller tun können. Aber die Scham trieb mich zurück in die Küche, die ich unter dem Vorwand betrat, den beiden Damen, die gerade mit der Zubereitung des nächsten Gangs beschäftigt waren, zur Hand zu gehen. Zwar benötigten sie keinerlei Unterstützung, aber ich blieb dennoch und zog mich in eine Küchenecke zurück, an eine Stelle, wo ein Mülleimer stand. Noch immer den Teller mit den drei Frittaten in der Hand.

In einem Moment, da ich mich unbemerkt glaubte, öffnete ich das Behältnis und ließ die drei Frittaten hineingleiten. Man kann Essen auch verdrängen.

Dennoch hätte ich die Feier gerne verlassen, aber das ging natürlich nicht. So schlich ich zusammen mit der Hauptspeise – ein totes Reh in absolut ausreichender Menge – ins Esszimmer zurück, setzte mich an meinen Platz an der oberen Kante, im schmalen Osten des Tischs, und bemühte mich um Unauffälligkeit. Sagte also nichts Gescheites oder Blödes, sondern tat so, als würde ich zuhören. Der Abend verging, und erst beim Kaffee meinte ich zu spüren, dass die Leute die Frittatenepisode vergessen hatten.

Eine Episode, die freilich in Umlauf geriet. Es gab Leute, die sagten: »Meine Güte, ja, der Abend mit den Frittaten … unglaublich!«

Interessant ist, dass diese Geschichte im Laufe der Jahre nicht nur in verschiedenen Fassungen weitergegeben wurde, sondern vor allem, dass man sie ganz anderen Leuten andichtete. Ja, irgendwann erzählte mir jemand von genau diesem Ereignis. Ich hatte den Mann eben erst in einem kleinen Wirtshaus kennengelernt, als er sich zum Mittagstisch eine Bouillon mit Ei bestellte. Als sie endlich serviert wurde, meinte er, sie sei nicht mehr ganz heiß, und schickte sie zurück.

»Eine Suppe, die nicht heiß ist, ist wie Golf ohne Löcher.«

Das Bild stammte wohl von ihm selbst. Jedenfalls kamen wir also auf Suppen zu sprechen, und er begann, von der Frittatengeschichte zu erzählen, die er angeblich von einem Freund gehört hatte. Dabei gab er aber als unglücklichen Koch eine Person an, die sich damals zwar wirklich unter den Gästen befunden hatte, aber eben nicht Täter, sondern Opfer gewesen war. Jemand, der es inzwischen in die Position eines Staatssekretärs gebracht hatte. Weshalb der, der mir das erzählte, diese Episode mit der Suppe als einen frühen Beweis für eine gewisse Unfähigkeit dieses Politikers in Sachen Verteilung anführte.

Jegliche Geschichte und Geschichten sind der Verwandlung unterzogen.

Wenn ich von den Frittaten träume, hat es nichts Komisches oder Absurdes oder Kinderbuchartiges, sondern ist allein bestimmt von einem Gefühl der Inkompetenz und Schande.

Kochen ist etwas Schönes, weil Schöpferisches. Wenn man scheitert, dann wie ein Künstler, der einen Fehler macht, das Material unterschätzt, sich selbst überschätzt, die falsche Farbe wählt, mit dem Motiv im Unreinen ist, über simples Kopieren nicht hinausfindet etc.

Ganz anders ist es mit dem Haushalt, wo weniger etwas entsteht, sondern es vielmehr gilt, etwas Entstandenes zu bewahren.

Die Königsdisziplin dabei ist sicher der Kampf gegen den Staub. Es ist die Auseinandersetzung mit einem grundlegenden Ereignis, dem unweigerlichen und ständigen Entstehen von »Dreck«, all der Partikel, die von außen in die Wohnung eindringen oder sich im Inneren der Wohnung bilden. Darunter ebenso interplanetarer Staub wie das, was vom eigenen Planeten abfällt, zum Beispiel Pollen. Oder das, was vom eigenen Körper abfällt, zum Beispiel Haut und Haare. Oder von den Haustieren. Nicht zuletzt all den winzigen »häuslichen Tieren«, deren Ausscheidungen und Leichname sich kleinweise im Wohnraum verteilen. Mitunter ist eine Wohnung ein Friedhof, am sichtbarsten dort, wo er zugleich die Vorratskammer einer Spinne bildet. Staub aus dem nahen Garten, Staub von der Straße und Staub aus fernen Wüsten. Staub, den man in die Luft bläst, sobald man sich in sein Sofa fallen lässt, ja, sobald man irgendetwas tut. Zum Beispiel auch aufräumen und sauber machen.

Staub, der sich gewandt an Türleisten niederlässt, an den oberen Kanten von Fenster- und Bilderrahmen, zwischen den Lamellen und Rillen der Heizkörper, im rückwärtigen Bereich der Bücherregale, in der Dunkelheit bodennaher Möbel, auf den Blättern von Zimmerpflanzen. In all den Ecken und Rändern und Lücken und Nischen, die weniger angreifbar sind als die großen Flächen der Böden und Teppiche und Platten. Ähnlich einem Wesen, das geschützte Stellen aufsucht, sich verkriecht, Schutz sucht, tote Winkel und sichere Höhlen. Orte, an die wir Haushaltenden mit unseren Gerätschaften schlecht oder selten hingelangen, weil Ungeschicklichkeit, Zeitmangel oder Faulheit uns davon abhalten, auch diese schwer zugänglichen Stellen wischend und saugend zu bearbeiten.

Weshalb in erster Linie unsere Aufmerksamkeit jenem Staub gilt, der mit selbstbewusster Unermüdlichkeit sich nachmittags dort gebildet hat, wo man ihn vormittags zu eliminieren versuchte, auf Böden und Regalen und Tischen (in Wirklichkeit ist es immer nur ein Dezimieren). Der Staub ist wie ein Regen, der dauernd fällt. Und nebenbei auch einiges an Schadstoffen verteilt, von Weichmachern bis zu Schwermetallen.

Natürlich gibt es auch jene Menschen, die es besonders ernst meinen und im Staub etwas Diabolisches erkennen und die zum Beispiel, wenn sie in fremde, vordergründig saubere Wohnungen gelangen, beim Eintreten – heimlich oder auch nicht ganz so heimlich – mit dem gestreckten Finger über die obere Kante eines Türrahmens streichen. Um nicht selten festzustellen, wie inkonsequent an diesem Ort der schleichenden Verdreckung begegnet wird.

Der Staub, der uns ständig umgibt, ist gleich einem Nebel, der vielfältig auf den Tod und das Leben danach verweist, auf ein ständiges Kommen und Gehen. Stäube sind so etwas wie sichtbare Luftgeister.

Es ist ein Kampf, der nicht zu gewinnen ist. Aber den man natürlich besser oder schlechter verlieren kann.

Warum aber sind es in erster Linie Frauen, die diesen Kampf führen? In der Wohnung genauso wie in den Büros (denn wenn Männer ihn zumindest gewerbsmäßig führen, dann häufig in einem eher militärisch anmutenden Trupp aus Reinigungskräften, die die Fenster von Geschäften und Bürohäusern putzen, Stiegenhäuser reinigen oder unter ohrenbetäubendem Lärm mit ihren phallusartig von sich weggestreckten Blasrohren das Laub vor sich hertreiben und damit ganz Biotope zerstören).

Natürlich, es ist eine schlecht oder gar nicht bezahlte Arbeit. Ähnlich wie das Beten oder das Kinderkriegen oder das Pflegen. Und natürlich, sobald sich privilegierte Frauen das leisten können, übertragen sie diese Arbeit ganz oder teilweise an weniger privilegierte Frauen. Aber – und dafür darf man mich jetzt steinigen – es ist eine Arbeit, die eine religiöse Dimension besitzt, etwas Transzendentes. Der Irrtum ist nur, wenn man meint, »weibliche Arbeiten« könnten *nur* oder *nur gut* von Frauen erledigt werden. Wir meinen schließlich auch nicht, dass speziell männliche Arbeiten wie das Verbrechen oder das Verhindern von Verbrechen, das Besteigen von Bergen und Kränen, die Jagd und diverse Formen des Anhäufens darum auch nur von Männern bewerkstelligt werden können.

Männer haben eine große Schnauze und wollen letztlich immer etwas zerstören oder erobern und dann das im Erobern Zerstörte wieder neu und anders und besser aufbauen, aber ihnen fehlt der Blick für die kleinen Dinge. Freilich nicht, wenn sie in ein Mikroskop schauen und solcherart Wissenschaft treiben. So wie sie ja auch religiös sein können, aber eigentlich immer nur im weltlichen Sinn der Missionierung.

Als ich mein Erwachsenenleben begann und also aus dem sicheren Heim der Mutter in ein weniger sicheres *Eigen*heim gelangte (eine kleine, niedrige Gemeindebauwohnung in Wien, wo man schwer sagen konnte, ob grad Tag oder Nacht war), da war ich zunächst einmal blind für den Staub. Ich unternahm absolut nichts gegen seine stete Vermehrung, so wie ich auch nichts gegen den Umstand tat, dass der Lattenrost meines Sofabetts unter der geringen Last meines dünnen Körpers und ein paar bescheidenen Regungen eingebrochen war. Ich lag halt weiter auf diesem Bett, in der Haltung einer Wurst oder Schaukel. Die Verstaubung nahm ich in einer Weise hin, wie man sagt, man müsse etwas nicht waschen, wenn es ohnehin wieder dreckig werde.

Und dennoch, Staub wächst und wird zu etwas, was im Österreichischen »Lurch« heißt, also zusammengeballter Staub. In meinem Fall hatte sich dieser Lurch an den vielen Stellen der Wohnung gebildet, dort, wo ich nicht im Zuge eigener Bewegung den Staub zumindest in Unruhe brachte, ihn verdrängte oder verteilte. Bei den Lurchstellen hingegen konnte man geradezu von Staubteppichen sprechen: zentimeterdicke, dichte, gewebeartige Flächen, die sich bei ihrer letztendlichen Entfernung in der Art von Matten abziehen und aufrollen ließen. Mir schien im Nachhinein, dass es in meiner Wohnung immer darum so ruhig gewesen war – trotz der Nachbarn, trotz des Straßenlärms draußen –, weil diese »Staubmatten« eine so starke Geräuschdämmung bewirkt hatten. Wäre ich damals ein experimenteller Künstler gewesen, ich hätte diesen geballten Staub zu nutzen gewusst. Er war wie ein Dokument dauernden Verfalls und Niederschlags. Er war wie Schnee, der nicht schmilzt.

Was mit mir nach zwei Jahren vollkommener Ignoranz gegen den Staubfall geschah, ich kann es nicht genau sagen. Vielleicht erwachte ich einfach aus meinem Dornröschenschlaf. Wo ich blind gewesen war, sah ich nun. Ich sah den Staub. Und um beim Schneevergleich zu bleiben: mich fröstelte. Vielleicht war ich einfach erwachsen geworden und hatte die Hitzen meiner Jugend eingebüßt. Mir war nach einer Wärme spendenden Sauberkeit.

Freilich musste ich erkennen, wie sehr der Kampf gegen den Staub eine Sisyphusarbeit darstellt. Die jedoch um einiges raffinierter ist als diese Sache mit dem großen Felsblock, der den Berg hochsoll, diese klassisch männliche Situation: ein Mann, ein Stein, eine Wiederholung. Stattdessen sind es unendlich viele winzig kleine Steine. Und es ist eine Strafe nicht übermenschlicher Anstrengung in der Unterwelt, sondern menschlicher Ausdauer und Hartnäckigkeit in der Oberwelt, eine »weibliche« Aufgabe für einen jeden von uns.

Das Schicksal brachte es mit sich, dass niemand mir diesen Kampf abnahm, dessen Wesen darin liegt, nicht zu Ende zu gehen. Wobei sich dabei nicht nur Mühe, Schweiß und Kreuzschmerzen einstellen, sondern auch immer wieder Augenblicke der Zufriedenheit, wenn für Momente – zumindest mit freiem Auge betrachtet – ein Zustand der Gepflegtheit und Klarheit entsteht. Der Staub verbannt scheint und damit auch der Tod. Es ist eine Reinheit, die das Faktum der Vergänglichkeit vergessen lässt.

Natürlich ist es auch Anstand und Gesundheit, guter Geschmack oder biedere Reinlichkeit, Konvention oder wahnhafter Zwang, schlecht honorierte oder unbezahlte Arbeit, aber es ist eben auch ein Moment der Gegenwärtigkeit, in dem sich weder die Frage stellt, woher wir kommen, noch wohin wir gehen, sondern sich ein befriedigendes *Jetzt* einstellt.

Biederkeit hin oder her, Keimfreiheit hin oder her, es freut uns, an einem Tisch zu sitzen, wo einem nicht der Dreck der Straße oder des Weltraums entgegenweht und wir uns mit Bitterkeit daran erinnern, auch einmal zu Staub zu zerfallen. Es heißt ja immer, wir würden zu über neunzig Prozent aus Sternenstaub bestehen und letztlich also wieder zu unserem wirklich allerersten Zustand zurückkehren. Aber ist das auch tröstlich? Es ist nichts, woran wir, wenn wir an einem Tisch sitzen, vielleicht bei einem guten Essen und einem Glas Wein, erinnert werden möchten.

Klar, das ist Verdrängung, wie es eben auch ein Verdrängen des Staubs ist. Aber solche Reinlichkeit trägt Züge einer Freiheit von der Wahrheit. Einer erfreulichen Illusion. Und es ist keineswegs ein Fehler, gerade jenen Menschen, die das Chaos der Welt besonders stark in sich spüren, zu einer großen Ordnung in äußeren Dingen zu raten.

Ordnung und Sauberkeit sind zwar nicht exakt das Gleiche, aber sie fügen sich symbiotisch ineinander, so sehr sie auch getrennt voneinander existieren können. Jedoch ungerne. Man stelle sich eine total verdreckte Wohnung vor, in der äußerst akkurat alle Gegenstände im rechten Winkel angeordnet sind. Die vom Staub bedeckten Bücher so präzise gereiht – Bug an Bug – wie die vom Kochdunst verklebten Gläser in der Küche. Große verdreckte Ordnung. Das hätte etwas von der Grabkammer eines Architekten.

Ich will nicht behaupten, dass ich gleich nach Beendigung meiner Staubignoranz zum perfekten Haushaltenden wurde (»Hausmann« ist ein dummes Wort, weil es den Begriff der Hausfrau parodiert), aber ich entwickelte nach und nach ein Gefühl für die belebende Wirkung, die die Beseitigung des Staubs mit sich bringt. Was freilich auch die Gefahr des Zwanghaften birgt. Ein paranoides Verhalten. Umso mehr, als man weder die Zeit noch die Kraft besitzt, dem Staub stets hinterher zu sein. Klar, da kommt wieder die Maschine ins Spiel – die Geduld und Kondition der Maschine –, die bereits dort Realität wurde, wo Staubsaugerroboter durch Wohnungen fahren und Parkett und Teppich mittels eines andauernden Tanzes sauber halten.

Aber was ist das für ein Kampf, den Maschinen für uns übernehmen? Wollen wir uns von einem Arzt behandeln lassen, der aus ein paar Drähten und Chips besteht und der in ähnlicher Ausstattung im nächsten Irakkrieg zum Einsatz kommt? Wollen wir – um noch radikaler zu fragen – einen Roboter beauftragen, an unserer statt einen geliebten Menschen zu küssen? Um jetzt nicht die Frage zu stellen, wie weit wir gehen würden, um uns die Arbeit mit den Kindern zu ersparen.

Stimmt, wir haben Waschmaschinen und Spülmaschinen, und kaum jemand geniert sich dafür, seine Teller nicht eigenhändig zu reinigen, sondern sie in verschmutztem Zustand wie in eine Jukebox zu schieben.

Aber ist das auch eine Lösung für das Küssen und den Staub?

Darauf zu verzichten, den Staub zu entfernen – weil man sich nicht zuständig fühlt und die Arbeit delegiert, an »dienstbare Geister« (was für ein treffendes Wort) –, ist so, als entzöge man sich einer fundamentalen Auseinandersetzung. Einer Aufgabe, an der man immer selbst scheitern sollte.

Es ist geradezu eine Perversion, dass Menschen, je erfolgreicher sie werden, umso mehr darauf verzichten – dabei die übliche Zeit-Ausrede anführend –, die Arbeiten in ihrem Haushalt selbst zu erledigen. Das ist ein grober Fehler.

Man kann es gerade bei jenen Männern, die schon mal aus Prinzip nichts putzen und nichts waschen und nichts in Ordnung bringen, gut sehen, in welch armseliger Weise sich das im Alter auswächst. Wie diese Männer dann in Folge diverser geistiger und körperlicher Einschränkungen, aber auch der vielen Zeit, die sie nun haben, bei gleichzeitig so viel weniger Ausredemöglichkeiten, wie sie da also gleich hilflosen, auf die Erde geworfenen Fremdlingen inmitten eines Haushalts stehen und einen bedauernswert idiotischen Eindruck vermitteln. Es hat etwas Trauriges, jemandem zuzusehen, wie er beim Schmieren eines Butterbrots versagt.

Jeder Mensch – Zeit hin oder her – sollte seinen Haushalt

selbst führen. Ich bin überzeugt, wir hätten dann eine andere, bessere Politik und eine andere, bessere Gesellschaft.

Man stelle sich einen Minister vor, der erst nachmittags in seinem Ministerium eintrifft, weil er vormittags die Küche aufgeräumt, die Betten neu bezogen und die Meerschweinchenställe seiner Kinder ausgemistet hat (und zwar ohne dass ihn dabei das Fernsehen aufzeichnet). Und der in dieser Vormittagszeit wirklich und richtig zum Nachdenken kommt und sein Ministerium sodann mit grandiosen Ideen überrascht.

Ich weiß, ich träume.

Aber wie ist es denn zu vermeiden, das Scheitern in der Küche und im Haushalt? In einer Epoche, die den merkwürdigen Widerspruch in sich trägt, dass mit jeder den Alltag verbessernden Erfindung die Zeit zu schrumpfen scheint? Sodass man sagen muss, eine Minute ist auch nicht mehr das, was sie einmal war. Und man gar nicht mehr aus dem Gefühl der Überforderung herauskommt.

Was also tun? Gelassener putzen? Zu simpleren Methoden zurückkehren? Einfachere Gerichte kochen? Die Kinder in weniger Kurse schicken (sie weniger transportieren)? Auf die Erfindung von intelligenten Haushaltshilfen setzen, die die These von den Heinzelmännchen doch noch bestätigt? Mehr moderne Sklaven? Oder sollte eher jener Satz von Georg Wilhelm Friedrich Hegel gelten, der vom Konzeptkünstler Joseph Kosuth in Leuchtschrift gefasst, ausgerechnet an die Vorderfront des Stuttgarter Hauptbahnhofs montiert wurde, der da lautet, »… daß diese Furcht zu irren schon der Irrtum selbst ist«?

Angstfreies Haushalten also! Ein Haushalten, zu dem ein jeder sich in der Lage sieht, gleich welcher Herkunft oder Profession oder welchen Geschlechts oder Alters. Die Reinlichkeit und Ordnung in den eigenen vier Wänden auf die gleiche Weise zu besorgen, wie man das auch macht, wenn man sich die Zähne putzt oder das Gesicht wäscht. Und sich dabei beim Älterwerden zusieht.

Während ich an den Korrekturen zu diesem Text arbeite, renoviere ich in den Arbeitspausen meine Wohnung. Das sollte man natürlich Professionalisten überlassen, aber einmal abgesehen davon, was das kostet, und abgesehen davon, dass Handwerker gerne die Angewohnheit haben, sich wie Orthopäden, Chiropraktiker, Proktologen und andere Fachärzte aufzuführen, nämlich die Angewohnheit, so zu tun, als wäre die halbe Welt bei ihnen Kunde und darum jeder Termin eine Art Papstaudienz, abgesehen davon also ist jede Renovierung natürlich auch ein Akt der Selbstreinigung. Immerhin ist die Wohnung – nach dem eigenen Hüllorgan und der Kleidung – des Menschen dritte Haut.

Aus Gründen nun, die ich nicht genau kenne – möglicherweise ist es die Statik des Gebäudes, möglicherweise ein behauptetes Erdbeben vor einigen Jahren, vielleicht aber das mystische Getrampel des Nachbarn über mir –, hat mein kleiner Schlafraum ungewöhnlich viele Risse im Mauerwerk, die es also zu kitten gilt, bevor die schneeweiße Tünchung der Wände erfolgt. Ich greife nach der gelben Tube mit Spachtelmasse, wundere mich über die zugespitzte Düse, die ich so nicht in Erinnerung habe, die aber ungemein praktisch ist, und drücke die Masse in die Ritzen, bevor ich mit der Spachtel alles glatt streiche. Ein wenig irritiert, wie ungewohnt dunkel die Masse ist, eher graubraun als weiß. Vielleicht ist es das Licht. Vielleicht ist es immer so. Ich überlege, dass die Feuchtigkeit die Bräune verschuldet und erst im Trocknen die deckende Weiße einsetzt.

Aber es wird nicht weiß. Als ich endlich sämtliche Ritzen und Rinnen und Spalten und Löcher und Unebenheiten bereinigt habe, muss ich erkennen, dass die aufgetragene

Schicht nicht heller, sondern eher dunkler wurde. Endlich überprüfe ich die Aufschrift auf der Tube und stelle fest, keine Spachtelmasse verwendet zu haben – auch sie in einer gelben Tube, die gleich danebensteht –, sondern einen Montagekleber, der sich eher eignet, Fußleisten und Dekorationselemente zu montieren, und der halt ruhig ein bisschen dunkler und grauer und brauner sein darf.

Mein nun gut mit Montagekleber verkittetes Schlafzimmer sieht aus wie das Kabinett eines Horrorhauses. Adern in der Wand. Mein Gott, ein kleiner Irrtum nur. Zwei beinahe zwillingshafte Tuben. Aber ein Irrtum, der sich bis zum Ende fortgesetzt hat. Natürlich ist das keine Katastrophe, kein Flugzeug stürzt ab, keine Brücke stürzt ein. Ich fange praktisch von vorn an und füge über die braune Schicht des Montageklebers die weiße Schicht der Spachtelmasse, wie um einen Winter über einen erdigen Herbst zu legen. Und zuletzt schafft dann auch die Dispersion die erwünschte Abdeckung aller alten Spuren. Dennoch werde ich noch lange diesen Irrtum, dieses Scheitern spüren, wenn ich im Bett liege und hoch zu den im Mauerwerk versteckten Rissen sehe, die nun zweifach in Schach gehalten werden.

Porträt des Künstlers als ein Häufchen Elend

erbarmungslos

im moment des
kleinen Glücks
über eine
eben abgeschlossene
arbeit
vertreibt
eine längst verdrängte
niederlage
jegliche freude

unerbittlich
eingeholt
Rudolf Kraus, alpha[ge]bet

Sobald ein neues Buch erscheint, herrscht Angst. Angst in mir. Und es nützt ja nichts, dass die Zahl der Bücher, die man geschrieben hat, länger und länger wird. Ein Abgrund wird nicht weniger gefährlich, weil man ihn schon oft überwunden hat. Der Abgrund hat Zeit.

Es ist die Angst vor den Lesungen, die Angst vor den

Kritiken, die Angst vor Peinlichkeiten, Demütigungen, Irrtümern bezüglich dessen, was man eigentlich sagen wollte, die Angst davor, überhaupt erklären zu müssen, was man eigentlich sagen wollte. Ich weiß es ja nicht wirklich. Die Geschichte, die ich schrieb, ist entstanden, ohne mich um Erlaubnis zu fragen, ohne zu überprüfen, ob meine geistige, ideologische und moralische Haltung sich eignet, Derartiges niederzuschreiben. Ob ich überhaupt auf der richtigen Seite stehe.

Ich habe oft das Gefühl, dass meine Niederschriften Resultate einer Einflüsterung sind. Nicht einer göttlichen, aber doch von »Leuten«, die mehr wissen als ich, die aber vor allem anders denken als ich. Und die mich aus dem simplen Grund ausgewählt haben, weil ich fleißig und willig bin. Fleißig im Schreiben und willig im Zuhören. Aber was dabei herauskommt, entzieht sich in vielen Teilen meiner Kontrolle und meinem Urteil. Was nicht heißt, dass ich nicht vieles davon mag und es mich freut, die Einflüsterungen in ein sprachliches Bild zu befördern, denn natürlich erfolgen diese Einflüsterungen so wenig als eine Folge druckreifer Sätze, wie dies etwa in einer Geschichte geschieht, die man träumt und an die man sich am Morgen erinnert und die man sodann niederzuschreiben versucht.

Und ebenso natürlich ist vieles davon auch autobiografisch bestückt, aber das Autobiografische ist gewissermaßen die vertraute Leinwand meines Lebens, auf die ich die unvertrauten fremden Leben mal in Farbe, mal in Schwarz-Weiß setze. Leben, die mir im Laufe der Zeit immer vertrauter werden. Dennoch bin ich weit davon entfernt, zu wissen, warum sie so sind, wie sie sind, und nicht anders. Die Macht des Autors über seinen Stoff ist eine Illusion.

Irgendwann freilich ist das Buch fertig wie eine Kanne Milch, die ich im Zuge eines mühsamen Prozesses des Melkens gewonnen habe, ohne aber die chemische Zusammensetzung dieser Milch richtig beschreiben zu können noch den genauen Stoffwechsel der Tiere, die ich gemolken habe. Ich kann sagen, wie weh mir die Hände vom Melken tun oder das spezielle Weiß der Flüssigkeit beschreiben. Oder die Kanne stolz durch die Gegend schleppen und kleine Schöpfer verteilen. Aber ehrlich, ich kann nicht sagen, wieso diese Milch eigentlich weiß ist und nicht purpurn. Oder grün wie ein Unwohlsein oder rot getupft wie eine Erregung.

Milch ist eben weiß wäre eine schlechte Antwort. Man würde mir zu Recht vorwerfen, keine Ahnung von der eigenen Geschichte zu haben. Also muss ich mich kundig machen. Doch das kommt erst danach. Um präpariert zu sein für die Frage nach dem Wieso und wie Milch eigentlich entsteht.

Und dann die Lesungen! Die größte Angst vor einer Buchpräsentation ergibt sich aus der Frage, wie viele Leute sich im Veranstaltungsraum befinden werden. Je größer dieser Raum, umso größer die Angst. Achtzehn Zuhörer in einem mit zwanzig bereits zum Bersten vollen bücherschrankartigen Buchladen, das wirkt natürlich ein wenig anders, als wenn die gleichen achtzehn sich in einem für hundertfünfzig Besucher konzipierten Raum verteilen müssen – und es leider Gottes so gut wie nie geschieht, dass diese achtzehn geschlossen in den ersten zwei Reihen Platz nehmen und einen hübschen Pulk bilden. Je weniger Leute, umso stärker der Hang auseinanderzudriften. Als wären sie in einem dieser Filme, wo sich blöderweise immer alle aufteilen und das Monster in der Folge leichtes Spiel hat.

John von Düffel erklärt in Punkt 8 seiner auf 95 Punkte ausgelegten Beschreibung einer »nichtidealen Lesung« seine Befürchtung, dass zu den fünfzig Karten im Vorverkauf an der Abendkasse keine einzige hinzugekommen ist. »Dafür werden etliche Reservierungen nicht abgeholt.«

Ich möchte anfügen, dass die Angst sich vor allem dadurch

steigert, in den Tagen und Stunden vor der Lesung weder etwas vom Verlag noch von den Veranstaltern zu hören, die sich schlichtweg scheuen, den Autor der demnächst stattfindenden Lesung auf das wahrscheinlich »übersichtliche Publikum« vorzubereiten. Einem beim Eintreffen aber sofort erklären, wie gut besucht die letzte Lesung von Herrn oder Frau Sowieso war, was einem natürlich sagen soll, dass nicht etwa die Werbung des Veranstalters mickrig war, sondern man selbst der Mickrige ist. Jetzt abgesehen davon, dass heute auch noch Klüpfel und Kobr in der ausverkauften Stadthalle lesen und die Drittligamannschaft vor Ort überraschend im Viertelfinale des DFB-Pokals spielt. Und was sonst noch gegen einen spricht wie zu gutes Wetter oder zu schlechtes Wetter, Pollenalarm, Grippewelle, der vergangene oder der bevorstehende Feiertag und so weiter.

Oder, wie John von Düffel in Punkt 10 erklärt, der Saal ist halb voll, stellt sich aber im weiteren Verlauf als halb leer heraus. Um dann elftens anzufügen: »Der Saal ist bumsvoll, aber alle erwarten Frank Schätzing.«

Wobei es natürlich immer noch schlimmer geht, zumindest in meinen Albträumen, die vielen Lesungen vorausgehen und in denen mir Horribles zustößt. An erster Stelle steht natürlich, wie mir während der Lesung sämtliche Zähne ausfallen, hinein in mein Buch, als erbräche sich ein Gerippe. An zweiter Stelle rangiert ebenso natürlich die erschreckende Einsicht, mich vollkommen nackt vor dem Publikum zu befinden (in diesem Fall ohne ein Tischtuch, das den unteren Bereich des Lesetischs verdecken würde). Darauf folgen: Ich habe das falsche Buch in Händen; ich habe das Buch eines anderen, selbstredend besseren Autors in Händen; ich habe ein Buch mit leeren Seiten in Händen; ich habe – was auch immer es ist – ganz sicher kein Buch in Händen.

Ein Traum, der zwar weniger schrecklich erscheint, mir jedoch im Moment des Geschehens ein Gefühl höchster

Peinlichkeit beschert, besteht darin, dass ich feststelle, mich gar nicht bei einer Präsentation meines aktuellen Romans zu befinden, sondern auf einer Vernissage, und für den Schöpfer der Bilder an der Wand gehalten werde. Bilder, die ich nicht gemalt habe. Dabei stelle ich fest, wie ungemein freundlich die Leute zu mir sind. Ihre Freundlichkeit, die ja einem Maler gilt, der ich nicht bin, beschämt mich zutiefst.

So amüsant diese Träume in der Aufzählung wirken mögen, geträumt sind sie fürchterlich. Natürlich, manches Befürchtete tritt nicht ein. Und mitunter ist ein Saal auch dann voll, wenn niemand einem das angekündigt hat. So geschah es einmal, dass ich in einer wirklich großen Buchhandlung eine Viertelstunde vor Beginn den Raum betrat und auf den vielleicht hundertfünfzig und mehr Stühlen drei Leute gut verteilt saßen und ich sodann in einem kleinen Nebenzimmer qualvolle Minuten bis zu meinem Auftritt verbrachte, mich fragte, wie ich das hinkriegen sollte, vor diesen drei Leuten zu lesen. Um schließlich, als ich hinaustrat, verblüfft festzustellen, dass der Raum bis auf den letzten Platz (einige Leute mussten stehen) gefüllt war. »Ach«, sagte mir die Buchhändlerin, »wir waren schon lange ausverkauft.« Tja, das möchte man gerne vorher erfahren.

Eigentümlicherweise haftet Katastrophenlesungen auch etwas Verwegenes an, etwas Abenteuerliches und Anekdotisches. Etwas, über das selbst die allererfolgreichsten Autoren gerne berichten. Wie es sie einmal an ominöse Leseorte verschlagen hat, ein Landwirtshaus etwa, wo der Wirt und seine Familie sich als die einzigen Zuhörer entpuppten. Oder diese Veranstaltung mit der explodierenden Tonanlage, dem rabiaten Publikum, einem betrunkenen Moderator, einem vom Plafond fallenden Deckenteil, nicht zuletzt die Lesung im Pensionistenheim, wo alle dachten, es erwarte sie ein Vortrag über Heizdecken.

Noch der prominenteste Autor verfügt über so eine Erfahrung. Arm freilich sind die, die über eine Unzahl derartiger Geschichten zu berichten wissen. Und die den »bumsvollen« Saal mit braven, netten, lieben, gescheiten Zuhörern und Fans bloß aus den Erzählungen von Konkurrenten kennen. Und natürlich sind Autoren Konkurrenten, das ergibt sich – das Wort sagt es ja – aus dem Wettbewerb. Aus den Preisen und Ranglisten und Lesungen und Nichtlesungen und Veröffentlichungen und Nichtveröffentlichungen. Aus der Bedeutung und der Unsichtbarkeit.

Schreiben selbst ist etwas anderes, dazu muss man nicht Schriftsteller sein, da genügt's, Schreibender zu sein.

Einmal geschah es, dass ich im tatsächlich bumsvollen Veranstaltungssaal der schönen Villa des Literarischen Colloquiums Berlin auf dem Podium saß, wobei viele Leute wohl darum gekommen waren, weil die gerade in einen Skandal um ihre »Dresdner Rede« verwickelte Büchnerpreisträgerin Sibylle Lewitscharoff in der Diskussionsrunde saß. Hinter uns auf der Bühne befand sich allen Ernstes ein Bodyguard, der engagiert worden war, weil man nicht ausschließen konnte, jemand aus dem Publikum würde gegen die viel diskutierte Autorin handgreiflich werden. Und tatsächlich waren ja alle Augen auf sie und kein einziges auf die anderen auf dem Podium Sitzenden gerichtet. Es reizte mich einfach zu sehr, und noch während wir uns da auf den Sitzen zurechtrückten, drehte ich mich zu dem hinter uns sitzenden Leibwächter um und fragte ihn, ob er, falls ein Angriff versehentlich nicht Frau Lewitscharoff, sondern mich treffen würde, ebenfalls für meine Unversehrtheit sorgen könnte, ich quasi in die »Leibwacht« integriert sei. Ich hatte es als Scherz gemeint, er aber sagte sehr ernst und streng: »Nein!« Und erklärte mir mit wenigen klaren Worten, allein zum Schutz der Büchnerpreisträgerin engagiert worden zu sein. Für niemand anderen sonst.

Das hatte ich wirklich nötig gehabt.

Und dann die Kritiker.

Die Ungleichheit zwischen Autor und Kritiker besteht naturgemäß darin, dass der Autor nichts mehr unternehmen kann, sobald der Kampf beginnt. Sein Buch ist längst geschrieben, gedruckt und in der Regel auf den Markt gelangt. Der Kritiker kann ausholen, zuschlagen, demütigen, belächeln … oder er kann sein Lob und seine Liebe verteilen. Er kann das Interesse und die Verkäufe anstacheln oder dringend davor warnen, sich ein solches Machwerk anzuschaffen. Er kann mittels einer langweiligen Rezension – einer, die bloß beschreibt und nacherzählt – suggerieren, das besprochene Buch sei ebenso langweilig. Vor allem befindet er sich in der Mehrzahl, außer vielleicht ein Buch steht unter einem besonders ungünstigen Stern und wird bloß von einem einzigen Kritiker besprochen. Aber dann wohl eher von keinem, was eigentlich das größte Unglück ist. Nicht besprochen zu werden.

Natürlich, es gibt Bücher, gerade äußerst erfolgreiche, die werden geliebt und gelesen, gleich, was darüber in den Feuilletons steht oder nicht steht. Aber sobald man zu denen zählt, die keinerlei filmreife Stoffe zu bieten haben und die sich dem verschrieben haben, was da Literatur heißt, die nicht allein von der Spannung und dem Humor und dem Ernst lebt, sondern auch davon, in welcher Gestalt die Spannung und der Humor und der Ernst daherkommen, wie sie *eingekleidet* sind, ist das Wort des Kritikers im wahrsten Sinne ein Urteil. Ja, die Kritik ist im Grunde eine Kritik an der Kleidung. Der Begriff »Mode« ist hier durchaus passend. Der Kritiker mag die Mode nicht kreieren, aber er definiert sie. Und keine Frage, dafür benötigt er Bildung, ein analytisches Bewusstsein und seinerseits die Fähigkeit, mit Sprache umzugehen. Um die Sprache des anderen zu kritisieren.

Doch die Geschichte zeigt uns, wie sehr Kritiker immer wieder geirrt haben. Nur nützt das dem Autor leider nichts.

Solange er an einem Buch schreibt, befindet er sich in Vergangenheit oder Zukunft, aber mit dem Erscheinen ist er vollends in der Gegenwart angekommen. Und damit in der Gegenwart des Kritikers, den es wenig kümmert, ob es später einmal heißen wird, er habe sich geirrt. Diese Möglichkeit ärgert ihn so wenig, wie es den Künstler trösten mag, vielleicht nach dem eigenen Tod berühmt zu werden. Dieses Vielleicht bezahlt keine Miete und ist kein Argument im Kreis besorgter Eltern, besorgter Freunde und erfreuter Feinde. Während ein anerkannter Kritiker, der vielleicht heute irrt, auch heute bezahlt wird.

Es ist keineswegs übertrieben, wenn Autoren ihre Werke, vor allem die jüngsten, als »ihre Kinder« bezeichnen (und es würde mich auch nicht wundern, sollte sich herausstellen, dass Schriftsteller im Schnitt neun Monate an ihren Romanen arbeiten). Darum schmerzt eine negative Kritik auch so sehr, sie gilt ja dem »Kind«. Der Autor empfindet weniger eine persönliche Demütigung, die sein Aussehen oder seinen Intellekt betrifft. Sondern eine Demütigung, die sein Neugeborenes trifft, das da missachtet, verspottet oder marginalisiert wird. So wie natürlich das Lob oder gar übergroße Lob den »Vater« oder die »Mutter« mit Stolz und Freude erfüllt. Sie daran erinnert, wie gut dieses Kind gelungen ist. Dessen Erfolg ihnen die eigene Zukunft sichert. Doch der Schmerz wiegt ungleich schwerer: ein Kind lieben, das enttäuscht, genauer gesagt, dessen Noten enttäuschen.

Und so wie ich Autoren mit Eltern gleichsetze, setze ich die Kritiker mit denen gleich, die unsere Kinder beurteilen, benoten und belehren: den Lehrern. Kritiker und Lehrer … Ich kann mir nicht helfen, aber diese Berufe haben etwas Alttestamentarisches. Noch der mildeste unter ihnen ist ein Richter. Letztlich steht Lehrern wie Kritikern die Macht der Erhöhung wie der Vernichtung zu. Und wenn einem Kritiker wie Reich-Ranicki die allergrößte Aufmerksamkeit und

Popularität zuteilwurde, dann nicht aufgrund seines profunden Wissens, das er sicher besaß, sondern seiner apodiktischen Haltung. Und wie kunstvoll er diese Haltung zu demonstrieren verstand. Man wird nicht Papst, weil man sich auskennt. Reich-Ranicki war der Meister Yoda der Wirklichkeit.

Keine Frage, es gibt niemanden, der bemüht ist, ein *schlechtes* Buch zu schreiben, das eine Ablehnung verdienen würde wie etwa eine absichtsvoll böse Tat, ein Verbrechen, eine Faulheit oder Nachlässigkeit. Andererseits existiert ein großes Bedürfnis kritischer Leser, Bücher nicht nur gut oder schlecht zu finden, sondern auch andere Menschen an der eigenen Bewertung teilhaben zu lassen, und sei's nur der Daumen, den man hinauf oder hinunter hält. Das Internet hat geradezu eine Flut von Kritikern ermöglicht. Darunter sicherlich ein paar ganz gute, wie jeder Schwarm, jede »bewegte Masse« sie hervorbringt.

Freilich gibt es auch Verrisse, die adeln. Und neugierig machen. Vor allem, wenn der Verreißende über eine Berühmtheit verfügt, die seinen Klagen die größte Aufmerksamkeit verleiht.

Hier ein paar Verrisse, wie ich sie mir für mich wünschen würde.

Noch nie ist jemand so großartig an seinem Stoff gescheitert.

Oder: *Wir sollten diesen Autor rasch wieder vergessen, uns aber später vielleicht doch an ihn erinnern.*

Oder: *Was soll der Unsinn, frage ich mich. Würde dem Buch aber dennoch wünschen, dass sich recht viele Leser diese Frage stellen.*

Am anderen Ende des Spektrums steht natürlich der Kritiker als Vermittler, als jemand, der lobt, empfiehlt, Begeisterung weckt, der – um das Beispiel von zuvor umzukehren – mittels einer spannenden Rezension suggeriert, das besprochene Buch sei auf ähnliche Weise spannend. Und klar, es gibt Kritiker, die sich lieber damit abgeben, zu sagen, was die Leute lesen sollen, anstatt ihnen zu sagen, was sie nicht lesen sollen. So wie es Lehrer gibt, die ihre Aufgabe nicht darin sehen, alle Dummen und Unbegabten auszusortieren, sondern die Begabung auch dort hervorzukehren, wo sie unter dem Schutt wechselseitiger Über- und Unterforderung begraben liegt.

Ein guter Lehrer im Leben eines Menschen kann Wunder bewirken. Das Dumme ist, dass Lehrer in der Regel erst einmal Schüler waren. Und doch gibt es jene, die genau aus ihrem Schülersein die richtigen Schlüsse ziehen und in einen heranwachsenden Menschen ein Glück einpflanzen. Und nicht etwa die Gewissheit, ein Idiot zu sein.

Das Schlimme ist die fatale Abhängigkeit. Wie sehr auch nur der Funken einer positiven Kritik in beste Stimmung zu versetzen weiß und wie sehr eine negative Kritik – und da genügt's, dass es sich bei der urteilenden Person um eine aus dem Volk der Amazonen handelt –, wie sehr eine solche Ablehnung zu Zweifel und Verzweiflung führen kann.

Die Angst, es könnte stimmen. Die Angst, das eigene Erzeugnis könnte wirklich der Dreck sein, für den jemand es hält. Wobei ein solcher Gedanke eigentlich all jene beleidigt, die Liebe und Begeisterung für dieses Werk aufbringen und die so denken, wie Wittgenstein es im Vorwort zu seinem *Tractatus* ausdrückt – und besser kann es gar nicht ausgedrückt werden –, dass nämlich vielleicht nur der dieses Buch verstehen wird, »der die Gedanken, die darin ausgedrückt sind – oder doch ähnliche Gedanken – schon selbst einmal gedacht hat«. Und Wittgenstein schließt an: »Es ist also kein Lehrbuch. – Sein Zweck wäre erreicht, wenn es einem, der es mit Verständnis liest, Vergnügen bereitete.«

Woraus sich wiederum ein fundamentales Scheitern ergibt, wenn dieses aus dem Verständnis geborene Vergnügen nämlich ausbleibt und stattdessen ein aus dem Unverständnis … nein, nicht ein geborenes, sondern ein gestorbenes Missvergnügen hervorbricht. Quasi tot herausfällt.

Aber es ist wie in einer misslungenen Beziehung. Der Kritiker neigt dazu, dem Buch die Schuld zu geben. Weil es schlecht geschrieben ist und nicht etwa, weil er selbst *schlecht* gelesen hat.

Ich habe mir angewöhnt, Kritiken aus dem Weg zu gehen, die Abhängigkeit zu beenden. Und es ist so notwendig wie konsequent, dabei nicht nur um die schlechten, sondern auch um die guten Kritiken einen Bogen zu machen. Natürlich, sie strahlen oder donnern auch von weither: die kleine Sonne im Dunst des Nebels oder das Gewitter am Horizont.

Ich hatte ihn ja schon erwähnt, diesen wichtigen Satz von Kierkegaard: »Das Vergleichen ist das Ende des Glücks und der Anfang der Unzufriedenheit.«

Denn schlimmer als die schlechte Kritik, auch wenn man sie nicht gelesen hat und nur als fernes Wetter wahrnimmt, ist natürlich, zu erfahren, wie hochgelobt und lückenlos umschwärmt das Werk eines anderen ist. Einer Autorin oder eines Autors, deren oder dessen Buch einhellige Begeisterung auslöst, bei dem sich die Kritiken vor Superlativen überschlagen und eine Jury nach der anderen gar nicht anders kann, als dieses Wunderwerk über alle anderen zu stellen. In einem Wettbewerb, der ja mehr als jeder andere als ein Spiel der Götter erscheint, so ganz ohne die Möglichkeit objektiver Zeitmessung und Höhenmessung und der Steigerung von Gewichten. Sondern einzig und allein als ein Resultat subjektiver Haltungsnoten, die in ihrer Summe über die ungeheure »Wucht des Realen« verfügen.

Auf eine verrückte Weise tendieren alle Autoren in Richtung auf den Literaturnobelpreis, auch wenn sie grad erst ihr erstes Bändchen im Selbstverlag herausgebracht haben. Dieser Größenwahnsinn ist sicher eine notwendige Antriebsfeder, um all die Niederlagen einstecken zu können, die die Schriftstellerei begleiten, die im Gegensatz zu vielen anderen Berufen kaum so etwas wie eine *Mitte* kennt. Also einen Bereich des Durchschnitts, ohne darum von Durchschnittlichkeit sprechen zu müssen: das mittlere Management, die Kleingewerbetreibenden, die Beamten mittlerer Gehaltsklasse, die Arbeiter und Angestellten, die über die Runden kommen, es aber niemals schaffen werden, die Chefs oder Chefinnen vom wem oder was auch immer zu werden.

Der Schriftsteller hingegen kennt nur den Erfolg oder Misserfolg. Den Ruhm oder das Nie-Erkanntwerden beziehungsweise das Vergessensein. Das ist das Schrecklichste überhaupt, kurz aufzublitzen, hell aufzuleuchten wie jener Android in *Blade Runner*, der angesichts seiner Kurzlebigkeit von »Tränen im Regen« spricht, von Momenten, die in der Zeit verloren sind. Als der »nächste Günter Grass« gehandelt zu werden, als »neue Hoffnung«, als »großes Versprechen für die Zukunft«, nur dass dann diese Zukunft ohne einen stattfindet. Und man Jahrzehnte später auf sich selbst zurückblickt wie auf eine archäologische Ausgrabung.

Edmund Mach (1929–1996) – der lange im sogenannten Haus der Künstler in der damaligen Niederösterreichischen Landesnervenklinik im Ort Gugging lebte, wo er als einer der beiden Schriftsteller neben den sehr viel bekannteren bildenden Künstlern tätig war – sagte einmal zu André Heller: »Verwenden Sie sich bitte dafür, dass ich den Nobelpreis für Literatur erhalte. Ich glaube, mein Werk hätte das verdient.«

Heller meinte später dazu: »Absurd erschien mir diese Forderung weder damals noch heute.«

Und da hat er nun absolut recht, der André Heller.

Stattdessen ein Nobelliteraturpreis, der an einen begabten amerikanischen Sänger geht. Aber leider niemals ein Grammy für Philip Roth.

Ich würde nun gerne auch noch über das bedeutendste Thema des Schreibens sprechen, das Nichtschreiben, die Schreibhemmung. Bei der das Scheitern ganz ohne das Publikum und die Kritik auskommt, auch wenn böse Kritik und Verschmähung vielleicht der Auslöser sind.

Die Schreibhemmung ist ähnlich dem, was Bertrand Russell über die Unglücklichen und die Schlaflosen sagte, sie seien nämlich immer auch ein bisschen stolz auf ihr Malheur.

Die Schreibhemmung oder Schreibblockade erscheint als eine höhere Strafe und schmückt auf diese Weise den Bestraften. Sie ist so quälend wie dramatisch, und sie birgt ja immer den Verdacht, den Vorspann zu einem wirklich großen Werk zu bilden. Weshalb die Darstellung von Schreibblockaden in Literatur und Film stets auch tragisch-komische Züge besitzt. Wie hier jemand unentwegt einen Titel oder ersten Satz in die Tasten hämmert. Etwa Antonio Banderas, der immer nur die drei Wörter *I am stuck* in seine Schreibmaschine tippt, um dann einen großen Schluck Whisky aus seinem Glas zu nehmen. Oder die berühmte, in ihrer dauernden Wiederholung ein ganzes Manuskript füllende Zeile aus Stanley Kubricks *Shining*: *All work and no play makes Jack a dull boy* beziehungsweise *Was du heute kannst besorgen, das verschiebe nicht auf morgen*. Oder Johnny Depp, der den soeben verfassten ersten Absatz auf seinem Bildschirm dunkel markiert und ihn mit einem einzigen Druck auf die Taste und der Bemerkung »No bad writing!« aus der Welt schafft, um in der Folge den Verstand zu verlieren.

Ich denke, dass viele Autoren im Grunde einem Schreibzwang unterliegen, etwas, das die Psychologie als Hypergrafie bezeichnet, als eine unheilbare affektive Störung. Die

Schreibblockade ist dabei der radikalste Ausdruck dieser Manie, eine Paralyse im Angesicht der eigenen Zwanghaftigkeit. Es ist der Moment – und der kann eben auch länger dauern –, da die Zeit stillsteht. Die Romanzeit. Und der Autor in diesem Stillstand, dieser eingefrorenen Zeit gefangen ist. Er sieht praktisch durch die Eisschicht hindurch die verschwommene Zukunft seiner noch zu schreibenden Geschichte, aber seine Hände, sein Körper stecken in diesem Eisblock fest, der ihm jegliche Bewegung verwehrt.

Es gibt natürlich Schriftsteller, die unter einer lebenslangen Schreibhemmung leiden, derart, dass selbige Blockade zur eigenen Kunstform wird. Der große ungeschriebene Roman! Autoren, die seit Ewigkeiten von ihren Plänen erzählen und vor allem als »Meister der Konzepte« auftreten, immer wieder Listen von Kapiteln, Titeln und Figuren aufstellen und diese Listen immer wieder verwerfen und neu gestalten, gerne auch erste Manuskripte ankündigen, die eigentlich schon geschrieben sind, wenngleich alleine im Kopf, somit nur mehr zu Papier gebracht werden müssen. Und fast könnte man meinen, das ganze Unternehmen scheitere am Papier. Solche Autoren zeichnen sich oft auch durch eine äußerst kritische Haltung zu all jenen Kollegen und Kolleginnen aus, die Jahr für Jahr oder zumindest regelmäßig tatsächlich verfasste Bücher herausbringen. Was ihnen als Schwäche angelastet wird. Als Unterwerfung.

Der große ungeschriebene Roman hingegen ist wie eine Wolke, die am Himmel steht, an der immer gleichen Stelle, sich weder auflöst noch bewegt. Nur hin und wieder die Gestalt wechselt. Eine Wolke, aus der es freilich niemals regnen wird. Die aber mitunter die Form von Buchstaben annimmt, die ein einziges Wort ergeben: »Genie.«

Es müsste freilich heißen »unerkanntes Genie«, aber so lang ist keine Wolke.

Die Literaturwissenschaftlerin und Gestalttherapeutin Renate Becker spricht in ihrem Essay *Das ängstliche Selbst* davon, dass der Grund der Angst sich gewandelt hat »von einem Gegenstand außerhalb meiner und meines Selbst zu einer Angst vor dem eigenen, ungenügenden Selbst«. Und zitiert dann Alain Ehrenberg, der meint, dass die generalisierte Aufwertung von Autonomie »die Vorstellung des Ausnahmemenschen demokratisiert habe«. Stimmt, jeder will nicht nur ein Genie sein, sondern jeder fühlt sich auch verpflichtet, eines zu werden. Gegen jeglichen Widerstand der eigenen Natur.

Und da stehen wir also und sind verdammt, großartig zu sein, »Ausnahmemenschen«, obwohl wir in Wirklichkeit eher die Regel des Mittelmäßigen bestätigen. Eine gar nicht so schlechte Regel, sofern sie nicht bedeutet, jegliche Eigenständigkeit und Originalität zu verleugnen. Man kann ja auch in der Mitte besonders sein. Aber das können dann *alle*, oder zumindest fast alle, was so gänzlich dem Prinzip der Konkurrenz widerspricht, die unser Leben mehr denn je zu einer vorzeitigen Hölle macht und bereits kleinen Menschen Depressionen verursacht, bevor sie das Wort noch kennen oder es buchstabieren können.

Kaum einer hat den Groll gegen das Mittelmaß und die Mittelmäßigkeit so pointiert beschrieben wie Thomas Bernhard, dessen Erzähler im Roman *Der Untergeher* das Mediokre selbst dort verortet, wo bekannte Namen das öffentliche Interesse bestimmen. So verdammt er etwa jene arrivierten Klavierlehrer, »die einen in der Mittelmäßigkeit ersticken«. Und spottet über »klavierspielende Zugrunderichter«. Dabei zitiert er die bekanntesten Namen: »Werden Gulda oder Brendel und sind doch nichts. Werden Gilels und sind doch nichts.« Klar, denn allein das Übergenie Glenn Gould darf gelten. Gipfel zeichnen sich nicht gerade durch ihre Breite aus.

Indem wir Gulda und Brendel werden, sind wir Versager, und indem wir Glenn Gould *nicht* erreichen, sind wir es auch. Die meisten von uns freilich überspringen Gulda und Brendel und erreichen gleich von Beginn an Gould nicht.

Renate Becker argumentiert, dass die »einstige Steigerung der Freiheit zur institutionellen Forderung nach Selbstverwirklichung« wurde. Woraus folgt, dass Scheitern nichts mehr mit Strukturen oder gar der Ökonomie zu tun hat. »Nein«, sagt sie, »Scheitern wird zum bloß individuellen Problem, zum eigenen Versagen.«

Das Gefühl des Versagens ist in der Tat das prägende unserer Zeit, die Leute fühlen sich ja bereits als Versager, wenn sie krank sind, ihnen die Vanillekipferln nicht perfekt gelingen oder sie sich in der falschen Schlange anstellen. Mit zwanzig noch kein Casting-Idol, mit dreißig noch immer keine erste Million und noch immer nicht auf der Titelseite des *Rolling-Stone*-Magazins gewesen, mit fast vierzig nicht so royal wie Meghan Markle, jetzt Duchess of Sussex, mit fünfzig keine Goldene Feder und noch immer keinen Bambi, mit sechzig nicht so witzig wie Uwe Ochsenknecht, mit siebzig nicht so verwegen wie Al Pacino und mit achtzig bei Weitem nicht so fit wie Jane Fonda. Man geniert sich, so wenig Spuren zu hinterlassen. Wie nie gelebt.

Und genau darum ist eine »Kultur des Scheiterns« so wichtig. Ein humoriger und eleganter Umgang. Womit keine Parodie gemeint ist, keine Selbstbezichtigung und keine Selbstbeschämung, sondern eine gewitzte Auseinandersetzung mit dem gescheiterten Selbst. Welches genau dadurch, dass es das Scheitern thematisiert, es neutralisiert. Man stelle sich eine Party vor, in der Leute zusammenkommen, um sich zu erzählen, was ihnen alles *nicht* gelungen ist. Womit keine entwürdigende Entblößung im Rahmen einer Art kapitalistischer Umerziehung gemeint ist, sondern ein schöpferischer Akt ungehemmter Beschreibung absurd verlaufener Hindernisläufe, die ganz wesentlich zum Leben dazugehören. Das heißt keineswegs, nicht auch stolz sein zu dürfen auf die

Dinge, die gelingen, auf Geschaffenes und Erschaffenes, auf Erfolge und Heilungen. Aber wenn halt alle vorgeben, dass – um ein Beispiel zu nennen – ihre Kinder immer durchschlafen und nie weinen und alles brav essen, ganz früh schon sauber waren, bereits bis hundert zählen können …

Was wir durchmachen, ist eine Gymnasialisierung der gesamten Gesellschaft.

Wenn Freud sagt, Neurosen seien eine Krankheit der Schuld, kann man vielleicht sagen, der Ehrgeiz sei eine Krankheit des Scheiterns.

Dabei ist nichts so sinnvoll wie das Weitermachen. Kunst kommt von Weitermachen. Also das eigene Misslingen nicht einfach hinzunehmen, zu verbergen, es umzudichten oder sich in die Sicherheit der Aufgabe und Resignation zu begeben, sondern immer wieder von vorne zu beginnen oder auch mal vom Ende her, nicht zuletzt auf der Niederlage und Kränkung aufbauend. Diese verwandelnd. In die Lust am Handeln.

Die Kunst des Weitermachens gilt gerechterweise sowohl für Leute, die – soweit das zu sagen überhaupt möglich ist – Talent oder gar Genie besitzen, als auch für die, die beharrlich auf einem Talent bestehen, über das sie gar nicht verfügen. Nur weil ihnen dieses erhoffte Talent so viel attraktiver erscheint als das, welches sie tatsächlich besitzen, aber verpönen. Und doch ergibt sich in beiden Fällen ein Weitermachen im Sinne jenes »besseren Scheiterns«. Wozu sicher auch mal die Nonchalance gehört, eine Hürde, über die man schon mehrmals gestürzt ist und sich dabei das Knie aufgeschlagen hat, einfach mal von der Seite her zu umgehen. Die Hürde auszulachen, anstatt von ihr ausgelacht zu werden. Ein selbstbewusstes Scheitern zu üben.

Apropos Hürden!

Der erste literarische Text meines Lebens, der mich etwa

achtzehnjährig vollkommen in seinen Bann geschlagen hat – noch bevor ich Thomas Bernhard las und mich gleich vielen anderen Österreichern als eine seiner Figuren zu fühlen begann –, war Kafkas Prosastück *Vor dem Gesetz*, von ihm selbst als Legende bezeichnet. Eine aus dem Romanfragment *Der Process* herausgetrennte parabolische Miniatur.

Ich war noch in der Schule, einer sogenannten Handelsakademie, die ich bald darauf verließ, wie man ein Gefängnis verlässt, aber dann halt in Freiheit ist und sich in dieser Freiheit erst einmal zurechtfinden muss. (Wobei es doch eine interessante Idee wäre, könnten alte Menschen ihr Leben mit einem Schulbesuch abschließen und erneut oder auch zum ersten Mal ein Abitur oder eine Matura ablegen. Was dann den Begriffen viel eher entsprechen würde: den lateinischen abire, also *davongehen,* und maturitas, also *die Reife.* Das Abitur der Alten als letzte große Pflicht. Vielleicht aber mit dem Vergnügen an einem Lernen, das man diesmal *nicht* fürs Leben tut. Und schon gar nicht für die Schule. Lernen im Sinne von l'art pour l'art. Apprendre pour l'apprendre.)

Vor meinem Abgang sollte ich aber noch ein Referat über die Erzählung *Vor dem Gesetz* halten. Man darf nicht vergessen, das war etwa 1979 oder 1980, eigentlich noch Steinzeit. Oder Papierzeit. Im erst jüngst eingeführten EDV-Unterricht hatten wir es mit Lochstreifen zu tun, was den Charme eines Agentenfilms besaß. Kein Internet und kein Wikipedia weit und breit, keine fünfminütigen Textinterpretationen auf YouTube. Natürlich, es existierte Sekundärliteratur, aber das war eher für die Leute, die schon studierten und für die man Universitätsbibliotheken gebaut hatte. Nein, ich war da wirklich ganz allein mit dem Text beziehungsweise dem Büchlein, in dem dieser Text abgedruckt war. Und mit einer kleinen Strichmännchenzeichnung von Kafka, bei der es sich, so mein Gedanke, möglicherweise um eine gezeichnete Vorahnung zum Roman *Der Process* handelt. Ziemlich primitiv, keine Frage, doch die so einfach gestaltete lang gestreckte Figur entsprach in ernüchternder Weise dem Menschen, wie er ist. So schön der David von Michelangelo anzusehen ist, das sind wir nicht. Und nicht nur, weil wir keine 5,17 Meter groß sind (eine Größe, die umso absurder ist, als David ja nicht Goliath war).

Dieses Strichmännchen steht da mit eingezogenen Armen und breit auseinandergestellten Beinen. Bewegungslos in der Mitte zweier angewinkelter, zum offenen Dreieck kombinierter Gitter. Diese Gitter sind so niedrig, dass man jederzeit über sie steigen könnte, abgesehen davon, dass ja nach vorne wie nach hinten ein Abstand zwischen den Gittern klafft, bestens geeignet, hindurchzutreten. Die Figur aber scheint in dieser Mitte geradezu eingemauert oder eingesargt zu sein. Sie steht völlig steif auf ihren Fußballen, die Zehen nach oben gerichtet.

Hier ist einer und kann sich nicht bewegen, obwohl es doch sichtlich ein Leichtes wäre. »Man muss doch nur wollen!« Der Wille als Muskel, der auch Berge versetzen kann, hier bräuchte er wirklich nicht viel tun. Und doch …

Dann las ich den Text, die berühmte Geschichte vom »Mann vom Lande«, der vor das Gesetz tritt und den dort stehenden Türhüter um Eintritt in das Gesetz bittet. Woraufhin der Türhüter meint, dies sei zwar an sich möglich, nicht aber zum jetzigen Zeitpunkt. Um in der Folge keinen Zweifel darüber zu lassen, wie ungeheuer mächtig er sei, allerdings lange nicht so mächtig wie all die Wächter, die da noch von Saal zu Saal stünden, Pforte um Pforte bewachend.

Dennoch bietet der Türhüter dem Mann einen Schemel an (das hat mich gleich beim ersten Mal verblüfft), auf dem dieser Platz nimmt. Dort sitzt er nun und wird an diesem Platz Tage und Jahre bleiben. Und in all der Zeit wird der Türhüter kleine Verhöre vornehmen, Fragen stellen, »teilnahmslose Fragen, wie sie große Herren stellen« (jeder kennt das, der einmal eine Betriebsführung miterlebt hat, wenn irgendein Minister die Leute, die am Fließband arbeiten, fragt, was sie denn da Schönes machen). Letztendlich aber erklärt der Wächter stets aufs Neue, den Mann vom Lande nicht einlassen zu können. Kein Wunder, dass dieser nach und nach »kindisch« wird und meint, die Flöhe im Pelzkragen des Türhüters dazu überreden zu können, ihm zu helfen, den Türhüter umzustimmen.

Der Mann vom Lande wird also alt und albern, und sein Augenlicht nimmt stark ab. Er weiß nicht, ob die viele Dunkelheit, die ihn umgibt, seiner schwindenden Sehkraft zu verdanken ist. Doch was er ganz gewiss erkennen kann, das ist der »Glanz, der unverlöschlich aus der Türe des Gesetzes bricht«.

Als der Mann vom Lande nur mehr kurz zu leben hat, beschreibt uns Kafka das Ende der Geschichte, die Mutter aller Schlüsse.

Der Mann vom Lande wundert sich, dass angesichts eines Gesetzes, nach welchem doch eigentlich alle streben, man annehmen sollte, es würden viele Leute, und eben nicht nur er selbst, sich an diesem Ort einfinden, um Zutritt zu verlangen.

Wo aber sind diese Leute?

Da der Mann vom Lande bereits ziemlich schwerhörig ist, hebt der Türhüter seine Stimme an, um ihm zu versichern, dieser Eingang sei einzig und allein für ihn bestimmt gewesen. Für niemand anderen! Und dann sagt der Türhüter: »Ich gehe jetzt und schließe ihn.«

Wie gesagt, ich hatte keine Sekundärliteratur zur Hand, keine professionellen oder halb professionellen oder hobbymäßigen Erklärer, die aus Bildschirmen sprechen, und hätte man mir gesagt, dass so was noch zu meinen Lebzeiten möglich sein wird, ich hätte es für eine esoterische Übertreibung gehalten. Nein, ich blieb also ganz alleine mit der Wucht der

Erzählung. Die mir aber so gar nicht rätselhaft erschien. Dass sie genau das sei und ihr Reiz auch darin liege, mehr Fragen aufzuwerfen, als zu beantworten, wurde mir erst klar, als ich begann, etwas *über* die Geschichte zu erfahren, also *wie* sie zu lesen sei, wie in den Roman einzuordnen und wie in das Gesamtwerk, wie in die Biografie des Autors, wie in seine Vorbilder, wie in die Welt an sich.

In diesem unbefleckten Moment jedoch erschien sie mir einfach von großer, tragischer Eindeutigkeit. Eine Geschichte des Scheiterns. Ich dachte mir: »Wir sind alle Männer vom Lande, natürlich auch die Frauen. Und wir sind alle paralysiert ob einer einzigen Türe und eines einzigen Türhüters. Keiner passiert die Türe, auch nicht die Mutigen, nicht einmal die Verrückten. Unsere ganze Geschäftigkeit ist immer eine Geschäftigkeit auf dem Platz *vor* dem Gesetz. Und zu dieser Geschäftigkeit gehört es auch, die Flöhe für sich einnehmen zu wollen. Um die Flöhe zu beeindrucken, kann man Hochhäuser und Staudämme bauen, Aktien kaufen und Raketen ins All schießen, oder auch Raketen auf verfeindete Länder, Bilder malen oder Zahlen addieren, man kann sogar versuchen, die Flöhe zu dressieren, es bleibt ein Tanz, einer, der bei aller Schönheit oder Hässlichkeit darin besteht, sich im Kreis zu drehen und niemals wirklich näher an das Tor zu gelangen oder gar den Türhüter zu überwinden. Dazu fehlt uns einfach der Ernst.«

Der Ernst? Dachte ich das wirklich?

Nun, in meinem Referat sprach ich wohl eher davon, wie sehr dieser Text die Zeichnung auf dem Buch wiedergibt. Oder umgekehrt die Geschichte die Zeichnung bebildert. Wie hier ein Mensch sich im Angesicht einer tatsächlichen Autorität (des Türhüters) oder auch nur eingebildeten Autorität (der lächerlich niedrigen Umzäunung) davon abbringen lässt, einen Ort der Erkenntnis zu betreten. Der Mann vom Lande versucht ja in keinem Moment, die behauptete Macht des Türhüters zu überprüfen. Wie umgekehrt der Türhüter niemals auf die Idee kommt, den Mann vom Lande zu verscheuchen, ja, er lässt sich sogar von ihm bestechen, angeblich nur, um dem Bittsteller nicht das Gefühl zu geben, eine Chance versäumt zu haben.

Man hat sich so viele Gedanken über den Mann vom Lande gemacht und sehr viel weniger Gedanken über den Türhüter, dabei ist dieser doch um einiges genauer beschrieben mit seiner langen Nase und dem tatarischen Bart und dem Umstand, in einem Pelzmantel zu stecken (den er wahrscheinlich nur trägt, um den Flöhen Heimat zu geben). Dabei bilden die beiden Männer eine Symbiose, sie wären ohne einander nicht denkbar. Nicht nur, weil dann die Geschichte recht öde wäre: einer, der einfach mal durch ein Tor marschiert, beziehungsweise einer, der es bewacht, ohne dass aber je ein Mensch einzutreten versucht. Sondern auch, weil sie nur zusammen die Sinnlosigkeit des Wartens durchleben können. Und nur gemeinsam das »Spiel des Lebens« mit seinen Übertreibungen, all den Ausschmückungen des Wartens. Der Türhüter ist in Wirklichkeit nicht der Bewacher der Tür, sondern der Bewacher des Mannes vom Lande. Und darum auch wird er mit dem Tod des ewigen Bittstellers nicht etwa das Tor wechseln, sondern sich ebenso auflösen wie dieser.

Sie gehen beide in das Ende der Geschichte ein.

Das Interessante war damals für mich, wie sehr mich dieser Text über das Scheitern – wo ich doch gerade mein eigenes schulisches Scheitern im wahrsten Sinne *hautnah* erlebte (meine Haut hat sich bis heute nicht ganz von der Schule erholt) – doch zu trösten verstand. Gerade durch die ungemein präzise, auf den Punkt gebrachte Schilderung eines Versagens. Diese 1915 veröffentlichte Geschichte ist wie ein Punkt, in dem sich Anfang und Ende treffen. Und es erscheint mir kein Zufall, dass im gleichen Jahr erstmals Kasimir Malewitschs radikal einfarbiges Gemälde *Das schwarze Quadrat* ausgestellt wurde. Und dass auf Kafkas Erzählung und Malewitschs Bild ein Jahrhundert folgte, das so voll war von verzweifelten und abstrusen Unternehmungen, die dazu dienten, Gewalt und Kontrolle über die Flöhe zu erlangen.

Es mag sein, dass wir alle – wie der Mann vom Lande es ausdrückt – nach dem Gesetz streben, aber wir sind ebenso vernarrt in die Vorstellung, die Flöhe für uns arbeiten zu lassen.

Wenn die Macht des Türstehers darin besteht, einen Eintritt zu verweigern, so besteht die Macht der Literatur genau aus dem Gegenteil, einen Eintritt zu ermöglichen.

Zehn

Meine persönlichen Top 10 des Scheiterns

1. Suche nach außerirdischem Leben
2. Das Verhältnis von Mann und Frau und ebenso alle Verhältnisse, die das Verhältnis von Mann und Frau in irgendeiner Form imitieren
3. Diäten
4. Der Versuch, den Ärmelkanal zu überspringen (aus *Monty Python's Flying Circus* – vorgenommen vom selben Mann, der dann auch beim Versuch scheitert, eine anglikanische Kirche zur Gänze zu verspeisen)
5. Kaffee in deutschen Herbergsbetrieben
6. Müllvermeidung
7. Die Erfindung des Autos und die damit einhergehende Veränderung der menschlichen Psyche
8. Donald Ducks finanzielle Miseren
9. Der Turm zu Babel (Genaueres folgt noch)
10. Mein Gedächtnis

Knochen und Raumschiffe

Auch hier möchte ich gerne mit der fiktiven Darstellung eines realen Ereignisses beginnen, einer Kriegsszene aus Woody Allens 1975 gedrehter Komödie *Die letzte Nacht des Boris Gruschenko.* Der absolut kampfunwillige Boris wird von seiner Familie gezwungen, in den Krieg gegen die Truppen Napoleons zu ziehen, und gerät solcherart auf eins der großen Schlachtfelder. Inmitten des Geschehens marschierender Soldaten, der Fahnenträger und Reiter, der schießenden Kanonen, der Säbel schwingenden Anführer, der tödlich getroffenen, stürzenden Menschen, inmitten dieses ganzen organisierten Wahnsinns mischt sich nun das Bild weiß bekleideter, hüpfender Cheerleader mit ihren lustigen Puscheln und der Aufschrift *Russia* auf ihren Hemden, wie sie da lachend und trötend ihr »Team« anfeuern.

Und dann das Gesicht des überrascht dreinsehenden Soldaten Boris, der meint: »Also so was! Für den, der mittendrin ist, sieht die Schlacht vollkommen anders aus als für die Generale auf dem Hügel.«

Man sieht sie, die Generale in ihren hübschen Uniformen auf dem Hügel, auf ihren Pferden hockend, wie sie Anweisungen geben und wie sich in der Folge eine zufällig auf dem Schlachtfeld grasende Herde von Schafen in Bewegung setzt.

Wieder das Gefecht. Und während da die russischen Soldaten, in Reihen kniend und stehend, aus ihren Vorderladern feuern, tritt von der Seite her ein Würstchenverkäufer mit einem Bauchladen heran, auf seinem Hut die Aufschrift *BLINIS 1 Rouble.* Er ruft aus: »Heiße Würstchen gefällig?!« Der in der Reihe seiner schießenden Kameraden kniende Boris fragt den Verkäufer, ob er denn auch was zu trinken habe. »Ich nicht«, antwortet der, »aber der Typ mit dem Bier kommt gleich.« In der Folge meint der Verkäufer zu einem anderen der Soldaten, der wohl eins der Würstchen erstanden hat: »Mann, haben Sie es nicht kleiner, ich habe doch eben erst angefangen.«

Am Ende der Szene sieht man Berge von Leichen, und Boris erklärt, dass man mit zwölftausend Mann in die Schlacht gegangen war und, als sie vorbei war, es nur noch vierzehn Überlebende gab. Überlebende, denen der Zar eine Nachricht überbringen ließ, in der es hieß: »Fahrt fort mit der guten Arbeit.«

Die Ironie der Geschichte will es, dass Boris bald darauf ins Innere einer Kanone gerät, als lebende Kugel durch die Luft fliegt und in einer Gruppe französischer Generale landet, die sich auf der Stelle ergeben.

Boris wird zum Helden. Das Leben eine Komödie.

Der wohl berühmteste Satz zum Thema des Krieges ist jener des preußischen Generals Carl von Clausewitz, der Krieg sei »eine bloße Fortsetzung der Politik mit anderen Mitteln«. Das heißt, der Krieg reagiert auf ein Versagen der Politik, aber eben nicht dadurch, dass er diesem Versagen ein Gelingen entgegensetzt, wie das jemand tut, der ein gebrochenes Bein mit einem Gips oder einer Schiene versieht, sondern er erhofft sich vielmehr eine Lösung dadurch, aus dem einfachen Bruch einen komplizierten zu machen und vor allem den Schmerz zu vergrößern. Im wahnhaften Glauben, aus dem Schmerz eine Heilung beziehen zu können, weil er denkt, dass, umso größer der Schmerz ist, desto wahrscheinlicher eine Heilung.

Es hat absolut etwas für sich, wenn Erich Ludendorff – der für die gescheiterte Frühjahrsoffensive 1918 verantwortliche und später am Hitlerputsch beteiligte deutsche General – den Satz Clausewitz' dahingehend abänderte, dass er meinte, der Krieg sei die »äußere Politik mit anderen Mitteln«. Und daran anschloss – und das ist der entscheidende Punkt –, die Gesamtpolitik habe dem Krieg zu dienen.

Hier sagt einer, was einem jeden Militär davor und danach wie eine kleine blühende Rose ins Hirn gepflanzt ist. Die Politik dient dem Krieg. Sämtliche Relativierungen dieses Diktums sind Tarnungen in Zeiten scheinbaren Friedens. Denn wenn Frieden ist, dann besteht natürlich eine Fortführung des Krieges mit anderen Mitteln. Man nehme den Finanzsektor. Banken etwa, deren Entwicklung eine aggressive Form territorialer Ausbreitung aufweist. Das einstige Modell des Sparens und Borgens erscheint nur noch wie ein zarter Schimmer. Nein, mit Bomben haben gewisse Banken nicht nur denselben Anfangsbuchstaben gemein.

Der Krieg treibt also das Versagen weiter, nun aber mit seinen eigenen Mitteln. Die seiner Natur entsprechend gewalttätig sind. (Interessant übrigens, dass Versuche, das Wort »Krieg« als Rückbildung des Wortes »Krieger« aufzufassen, daran scheiterten, dass »Krieg« viel früher bezeugt ist als »Krieger«. Das ist absolut passend, wie hier aus dem Krieg der Krieger schlüpft, aus dem Zustand die Person, man könnte auch sagen: aus der Idee sein Opfer. Auch wenn der Mythos vom Krieger, etwa im *Hagakure*, dem Ehrenkodex der Samurai, den Weg des Kriegers im Sterben erkennt und somit eine Veranlagung und Bestimmung suggeriert.)

Die Notwendigkeit oder Unvermeidbarkeit des Krieges wurde vielfach besungen. So erklärt Thomas Hobbes, ein Begründer des aufgeklärten Absolutismus – ein Terminus, der doch eigentlich ganz gut zu einigem passen würde, was heutzutage auf der Welt geschieht –, es sei »unleugbar, dass Krieg der natürliche Zustand der Menschen war, bevor die Gesellschaft gebildet wurde, und zwar nicht einfach der Krieg, sondern der Krieg aller gegen alle«.

Das wird in etwa so hingestellt – also unleugbar – wie auch die natürliche Furcht und Angst vor dem Fremden bei den frühen Menschen. Wir haben da ein paar Knochen, ein paar Gefäße, ein paar Splitter, meinen aber zu wissen, wie sehr unsere ersten Vorfahren von gleichen oder ähnlichen Formen eines angstgespeisten Ressentiments und einer aus dem Territorialismus entstandenen Gegnerschaft erfüllt waren.

Es ist so wie in der vielleicht berühmtesten SF-Szene der Filmgeschichte, wenn in *2001: Odyssee im Weltraum* im Kapitel »Aufbruch der Menschheit« zwei Gruppen von Vormenschen aufeinandertreffen, die sich um eine Wasserstelle streiten. Und wie da die eine Gruppe – angeleitet von einem außerirdischen Artefakt – beginnt, die einzelnen Knochen eines Tapirs als Waffen zu begreifen und zu benutzen. Waffen, mit denen man nun der anderen Gruppe die Schädel einschlagen kann, um die Wasserstelle ganz für sich einzunehmen. Als dann der Anführer der auf diese Weise zur Überlegenheit gereiften Affen seinen Knochen triumphierend in die Luft wirft, hoch und höher, bis dieser am höchsten Punkt angelangt, wieder abwärts fällt, verwandelt er sich im Zuge eines einzigen Filmschnitts in ein Raumschiff.

Das ist eine großartige Szene, keine Frage, die unser ganzes Vorurteil verbildlicht, wie sich nämlich aller menschlicher Fortschritt aus dem Kampf und dem Krieg speist. Und mit dem Kampf die Intelligenz beginnt. Als wäre es gänzlich unmöglich, sich vorzustellen, dass die Intelligenz mit einer kleinen, freundlichen Geste anfing. Wie da einer stürzt und ein anderer, einer aus der gegnerischen Gruppe, mit der plötzlich Einsicht in das Werkzeug der Zuneigung es unternimmt, dem fremden Gegenüber auf die Füße zu helfen.

War der erste intelligente Mensch wirklich ein Krieger? Oder war er vielleicht jemand, der die erheblichen Vorteile sinnvoll eingeteilter Nutzung von Wasserstellen erkannte und wie vernünftig es wäre, die viele Energie, die in den Kampf fließt, in die Koexistenz zu investieren?

Aber nein, wir sehen als ersten Ausdruck der Intelligenz den zur Waffe gewandelten Knochen, der ratzfatz zum Raumschiff mutiert. Von der umkämpften Wasserstelle zum umkämpften Weltall. Von wenigen Dingen wird heutzutage so leidenschaftlich fantasiert wie davon, große Schlachten auch in den Tiefen des Universums austragen zu können.

Aber denken wir uns einmal, dass der Krieg nicht der natürliche Zustand des Menschen war, bevor die Gesellschaft gebildet wurde, sondern dass vielmehr erst die Bildung dieser Gesellschaft ihn hervorbrachte. Und damit vor allem jene Individuen, denen der Krieg nutzt und denen er am Herzen liegt. Die wie Heraklit den Krieg als etwas Allgemeines sehen, weil »das Recht auf dem Streit beruht und … alles aus dem Streit und aus der Notwendigkeit besteht«.

Und nach dem Leben?

Gibt es Krieg im Himmel? In der Hölle? In einem Jenseits für alle? Ist der Krieg so allgemein, dass er immer schon da war und sich bis hinein in jede Ewigkeit fortsetzt? Oder ist er eine Erfindung derer, die nicht nur begonnen haben, das Prinzip des Territoriums zu entwickeln, sondern vor allem Überlegungen zu seiner steten Ausweitung? Und erst dieser Umstand der Ausweitung die Verteidigung des Eroberten nach sich zog, auch wenn man sehr bald dazu überging, das Eroberte als das Angestammte zu definieren.

Der Krieg bringt wie jedes Handwerk einen bestimmten Schlag von Menschen hervor. Und damit sind nicht jene gemeint, die in all den Jahrhunderten in irgendwelche Kriegsbekleidungen gesteckt und mit Waffen ausgestattet wurden und mehr oder weniger gut ausgebildet, bezahlt oder unbezahlt dann auf den Feldern der Ehre zu Tode kamen, verstümmelt oder verrückt wurden, sondern die Militärs, jene Leute, die auf »Hügeln« stehen und Arme schwingend Schafe dirigieren.

Das sind zweifellos nicht die Dümmsten, viele dieser Karrieren setzen eine hohe Intelligenz voraus, und doch ist es eine Krankheit der Seele, die einen Menschen dazu führt, sich dem Gewerbe des Krieges zuzuwenden. Einer Kunst des Tötens. Beziehungsweise einer Kunst der Anleitung zum Töten. Denn freilich ist es eine Kunst – »Feldherrenkunst« –, anderenfalls wäre es ja reine Barbarei und reiner Trieb.

Wer nun meint, man müsse differenzieren, es gebe auch gute, anständige Militärs, der ist bereits Opfer einer Propaganda, die geradezu auf dem Niveau von Sandkistenauseinandersetzungen das Böse immer auf der anderen Seite der Kiste sieht. Jegliches Militär schiebt noch in Momenten massivster Aggression das Argument der Landesverteidigung vor sich her. Solange die Erde rund und endlich ist, ist »Land« ein Begriff der Anschauung. Und »Verteidigung« ein Gartentor, das schießen kann.

Der Militär ist weniger ein Krieger (das sind eher die angeleiteten Schafe) als ein Spieler. Es hat durchaus etwas für sich, dass so viele Spiele kriegsähnliche Züge besitzen, angefangen beim chinesischen Go oder dem Schachspiel samt seinen Vorgängern, während wiederum die diversen Simulationen militärischer Planung wie auch die Darstellungen faktischer Operationen einen »Spielplatz« kopieren.

Es ist ein Spiel mit der Welt, dem ein ernster Hintergrund und eine Unvermeidbarkeit untergeschoben werden. Wie ein Schachbrett, das lebt.

Wir beschäftigen uns mit der Psychopathologie von Mördern, Attentätern, Vergewaltigern, verzichten aber weitgehend darauf, die Psyche jener zu untersuchen, die den Wunsch entwickeln, Heere anzuführen, Städte zu bombardieren, Bevölkerungen zu dezimieren und also Menschen anzuleiten, anderen Menschen den Garaus zu machen.

Wollen wir überhaupt wissen, was in jenen Köpfen und Seelen vorgeht, deren »Handwerk« darin besteht, eine Strategie zu entwickeln, die das Scheitern der Politik zum Anlass nimmt, mit eigenen »Mitteln« Tod und Zerstörung herbeizuführen? Dass dafür auch Methoden angewandter Mathematik zum Einsatz kommen, macht die Sache zwar eleganter, aber wird sie dadurch auch menschlicher? Ausgerechnet die Mathematik!

Für die Vertreter des Militärs – deren Uniformen das Sachliche mit dem Fantastischen verbinden, das Akkurate der Schnitte mit der ansteigenden Verspieltheit der Schulterklappen und Ärmelabzeichen und dem Strickwarenartigen der Bandschnallen – gilt das Gleiche wie für jede Klasse oder Kaste, dass nämlich ihre Verachtung in Wirklichkeit nicht dem Konkurrenten, sondern den anderen Klassen gilt. Zwischen den Heerführern auch verfeindeter Nationen und Völker besteht immer das Einverständnis einer gleichgearteten Ehre und eines gleichgearteten Sportsgeistes, der sich aus den Bedingungen des Spiels ergibt.

Gleich, wie sehr heutzutage ein Euphemismus gewisse Handlungen beschönigt, bleibt der Soldat »Menschenmaterial«. Es ist niemals die Aufgabe irgendeines Krieges gewesen, so wenig gegnerische Soldaten wie möglich zu töten, sondern naturgemäß so viele als möglich. Das gilt auch für den modernen Krieg, dessen technisch-mathematische Möglichkeiten es einem besser ausgerüsteten Heer zwar erlauben, eigene Verluste verhältnismäßig niedrig zu halten, aber natürlich nicht die des Gegners. Ein Krieg ohne Tote wäre ein Spiel, das nicht begonnen hat. Was ja genau genommen die Aufgabe der Politik wäre, diese »Fortsetzung mit anderen Mitteln« zu verhindern. Zu verhindern, dass auch nur ein Bauer auf dem Brett in Bewegung gesetzt wird.

So beginnt der Krieg also mit einem Scheitern, in das er sich setzt wie in einen Topf Honig, der ihn nährt. Er setzt das Scheitern der Verhandlungen fort, der Gespräche, der Nachwehen aus einem letzten Krieg, der wirtschaftlichen und geopolitischen Interessen sowie der Versprechungen einer Politik, die nur mehr meint, mittels des Krieges – oder zumindest der Unterstützung eines Krieges anderswo – diese Versprechungen auch halten zu können.

Und er endet so gut wie immer in einer schrecklichen Farce. In einem Kampf bis zum letzten Mann (der nicht erst in Zeiten des Bombenkrieges ein Kampf bis zur letzten Frau und zum letzten Kind geworden ist). Oder in einer Kapitulation, die in sich stets das Moment der Verspätung trägt. Die Kapitulation ist der Bus, in dem ein Haufen trauriger Helden sitzt, ein Bus, der mit verrückter Konsequenz niemals zu der Zeit ankommt, die auf dem Fahrplan steht.

*

Vom amerikanischen Mathematiker Norbert Wiener, der als Begründer der Kybernetik gilt, die auch als die »Kunst des Steuerns« bezeichnet wird, stammt folgende Überlegung: »Wenn wir eine Maschine programmieren, um einen Krieg zu gewinnen, müssen wir gut nachdenken, was wir mit ›gewinnen‹ meinen.«

Das ist ein vernünftiger Rat. Was meinen wir, wenn wir von »gewinnen« sprechen?

Auslöschung des Gegners? Was halt leider die Gefahr in sich birgt, dass mit dem Gegner auch einiges andere ausgelöscht wird.

Nur die Bösen eliminieren? Dann müsste man freilich der Maschine beibringen, zwischen den einen Bösen und den anderen Bösen zu unterscheiden. Es wäre fatal, würde eine allein für die Ausschaltung von Kriegsverbrechern programmierte Maschine mehr eigene Leute als gegnerische ins Visier nehmen. Maschinen verfügen über eine rigorose Ader.

Wenn nun aber umgekehrt die Maschine frei wäre vom Begriff des Kriegsverbrechens, weil sie folgern würde, dass der Krieg das Verbrechen bedinge – und erst recht das Gewinnen des Krieges –, es also auch keine Grenzen bei der Art der Auslöschungen und vor allem der Einschüchterungen gebe, müsste man nicht fürchten, dass eine Grausamkeit entstünde, die selbst uns noch unheimlich wäre?

Wenn wir von »gewinnen« sprechen, meinen wir dann einen Niederschlag, nach dem unser Gegner nicht wieder aufstehen kann, also auf ewig k. o. ist? Oder dort am Boden, auf seinem Rücken, eine Meisterschaft im Liegen entwickelt? Oder meinen wir einen Niederschlag, nach welchem sich unser Gegner voll Scham und tief verletzt, aber voll von Hass und Gedanken der Rache wieder erhebt und nun endlich damit beginnt, eine Maschine zu programmieren, um einen Krieg zu gewinnen?

Es muss sein: vom Scheitern des Krieges zurück zum Fundament dieses Scheiterns, dem Scheitern der Politik.

Um das wiederkehrende Chaos der Politik zu verstehen – die man sich doch auch ganz sachlich und praktisch vorstellen könnte, ohne ständige Sieger und Verlierer, weniger eine bestimmte Wahrheit inthronisierend, als die reine Vernunft praktizierend –, um also das Chaos zu verstehen, wäre es nötig, an Geister zu glauben.

Klar, kaum jemand glaubt an Geister. Obwohl das eigentlich erstaunt, wo doch in jeder Kultur Vorstellungen bezüglich des Weiterlebens nach dem Tod und gewisser Bußestrategien existieren. Aber sobald es ernst wird beziehungsweise man es ernst nehmen sollte, wird der Einfluss des Jenseits auf das Diesseits als eine Marotte leicht bis schwer debiler Esoteriker angesehen.

Dabei ließe sich einiges in der Welt erklären, würde man sich die Frage stellen, was aus all den Arschlöchern geworden ist, die einst auf der Welt waren. Ich weiß schon, »Arschloch« ist kein objektiver Terminus, und die moderne Hirnforschung und Genetik sieht den Menschen eher als Opfer denn als Täter, aber ich hänge doch mehr diesem Mann an, der auf die euphorische Anmerkung eines Optimisten, wie schön die Vorstellung sei, einmal im Jenseits all seinen Lieben wieder zu begegnen, antwortete: »Den anderen aber auch.«

Der Einfluss der Geister – jener, denen die Welt noch immer etwas bedeutet – auf die politische und gesellschaftliche Realität ist wie das fehlende Teilchen, das gewisse Entwicklungen plausibel macht.

Die Theorie von den Geistern erscheint mir ein gutes Mittel, um die problematischen Zustände zu erklären. Es sind Geister voller Wut, deren einstige Prominenz auf Erden es ihnen schier unmöglich macht, von dieser Welt zu lassen. Es mag dabei nicht nur dummer, von Selbsthass gespeister Zorn eine Rolle spielen, sondern auch echte Überzeugung, dass allein das »elaborierte Böse« in der Lage ist, den Menschen auf ein höheres Niveau zu stellen.

Der im Krieg und durch den Krieg scheiternde Mensch befindet sich in der Tradition seiner Ahnen, indem er dem vermeidbaren Konflikt den kunstvollen Anstrich des Unvermeidlichen verleiht. Also den Krieg – der in Wirklichkeit einen Appendix darstellt – ins Notwendige verwandelt. Das Teuflische dabei ist, dass sich absolut alle auf den gleichen Anstrich berufen. Auf dieselbe chemische Zusammensetzung des Anstrichs.

Bahnhöfe, Flughäfen oder der grandiose Horror des Bauens

Keine der Künste ist so nahe am Scheitern wie die Architektur, weil keine so nahe am alltäglichen Leben ist. Was natürlich ebenso für ihre verwandte Kunstform gilt, das Design. Architektur wie Design scheitern selten an sich selbst, außer wenn sie in irgendeiner Weise Schaden nehmen, also einstürzen, auseinanderfallen, tragisch ermüden oder im Zustand der Halbfertigkeit oder des bloßen Entwurfs verkümmern. Nein, ihr wesentliches Scheitern zeichnet sich dadurch aus, dass wir, die Benutzer, an ihnen verzweifeln. Jeder weiß, was ich meine, der einmal eine unbegehbare Treppe begehen musste, sich im architektonischen Labyrinth eines Amtsgebäudes verirrt hat, keine einzige Toilette in einer angeblich mit sogar drei Toiletten ausgestatteten Villa finden konnte, über die Fliesen eines öffentlichen Schwimmbads schlitternd sich Saugnäpfe an die Füße gewünscht hätte, in der klaustrophobischen Ungeheuerlichkeit eines Lifts feststeckte oder sich bei der Benutzung eines Wasserhahns, einer Zitronenpresse oder einer Türklinke verletzt hat. Oder mit Gabel und Messer essen musste, die in der Hand lagen wie vereiste Gitterstäbe oder silberne Fingerhanteln. Oder versuchte, eine Vase mit Blumen zu füllen, die lieber nur eine leere Vase sein wollte.

Einer der Höhepunkte des Schrecklichen: Duschvorhänge.

Ein Tiefpunkt: überbreite Fernseher. (Was kommt als Nächstes – dass einem die abgeschlagenen Köpfe aus *Herr der Ringe* ins Wohnzimmer purzeln?)

Ein unnötiger Gegenstand im Badezimmer: die Waage, die uns zeigt, was wir erstens ohnehin bereits ahnen und zweitens trotzdem nicht sehen möchten.

Ein verfluchter Gegenstand im Badezimmer: supermoderne, superflache Waschbecken, die man einfach nicht benutzen kann, ohne alles nass zu machen.

Und dann die Leute, denen das eigene Haus auch ohne das massive Auftreten keuchender und Sessel verrückender Gespenster wie ein Geisterhaus vorkommt. Wenn sich deren Haus als *böse* erweist.

Die gibt es ja wirklich, böse Häuser. Und noch mehr böse Wohnungen. Dass viele von ihnen auch noch absurd viel kosten, versieht das Horrible mit einer zynischen Note. Wobei sich manche der Bewohner in ihren Häusern und Wohnungen echte Gespenster wünschen würden, um für diverse häusliche Unglücke eine plausible Erklärung zu haben. Gespenster kann man auszutreiben versuchen. Unzählige Horrorfilme machen es vor. Was aber tun mit einer von allen Gespenstern verlassenen architektonischen Katastrophe?

Dauerleckende Leitungen, fehlende Stauräume, dünne Wände, hammerharte Wände, Wände weich wie Butter, Laminatböden, die auch dann knirschen, wenn alle brav auf dem Sofa sitzen, sich senkende Mauern, senkende Keller, mysteriöse Wasserflecken, automatische Türen von großem Eigensinn, Schimmel, der immer dort auftaucht, wo man ihn gerade *nicht* bekämpft, schwer zu regulierende Fußbodenheizungen, Kombithermen, die sich in der Nacht so anhören wie Ian McKellen als Richard III., Stiegenhäuser, durch die man Klaviere und Schränke transportieren könnte, wären diese Klaviere und Schränke von Märklin. Ideen von Architekten und Designern, die man auch auf Nachfrage nicht versteht, vielleicht weil sie gar nicht dazu angetan sind, verstanden zu werden. So wie manche Gebrauchsanweisungen weniger dazu da sind, ihnen Schritt für Schritt zu folgen, als vielmehr ihren mystischen Sinn zu begreifen, der sehr viel weiter führt, als bloß den Zusammenbau eines Regals zu ermöglichen.

Oder aber Einfälle, die einfach nur komisch sind. Wie etwa diese in Plastikschläuche abgefüllte Milch, die man in den Siebzigerjahren in etwas zu kurz geratene Behälter fügen und an einer Ecke aufschneiden musste, es aber so gut wie niemandem gelang – auch dem Schöpfer dieser Konstruktion nicht –, die Milch *nicht* zu verschütten.

Architektur ist die Kunst, *in* der wir leben. Design die Kunst, *mit* der wir leben. Wobei's auch durchaus sein kann, dass Gegenstände und Personen besser zusammenleben als der eine Mensch mit dem anderen Menschen. Wer schon einmal auf Mies van der Rohes berühmtem Barcelona-Sessel saß, weiß, was ich meine. Passend dazu auch der Kommentar des Architekten, es sei »fast einfacher, ein Hochhaus zu bauen als einen Stuhl«.

So wie es einfacher ist, einen überwältigend schönen Kirchenraum oder eine ideale Heimstatt für große Kunst zu schaffen als eine Wohnung für eine fünfköpfige Familie, die weder über ein Erbe noch einen Lottogewinn verfügt. Nur geht es leider nicht immer nur darum, dem Menschen eine ideale Hülle auf den Leib zu schneidern, sondern oft auch darum, eine Hülle zu schaffen, in die der Mensch sich zu fügen hat wie ein Rhinozeros in eine Schlangenhaut. Der Mensch muss lernen, sich als Schlange zu denken und dabei die Diskrepanz von schlangenhaft Gedachtem und rhinozeroscher Körperlichkeit auszuhalten.

Es wäre ein interessanter Versuch, Außerirdischen, die noch nie einen … sagen wir mal, noch nie einen Berliner gesehen haben, eine durchschnittliche Berliner Wohnung zu zeigen und die Außerirdischen dann zu bitten, einen durchschnittlichen Berliner zu zeichnen. Wie würde dieser wohl aussehen? Wobei das Ergebnis möglicherweise weit monströser ausfiele, wären die Außerirdischen angehalten, sich einen Berliner vorzustellen, der alleine auf hundert Quadratmetern lebt. Aber stimmt, das mit den Außerirdischen scheitert ja an Punkt 1 meiner Top-10-Liste des Scheiterns.

Wenig scheint so viel Begehren und Rücksichtslosigkeit anzuziehen, so viel kriminelle Energie freizusetzen wie das Bauen und die daran angeschlossenen Tätigkeiten des Verkaufens und Vermietens. Natürlich, nicht jeder Bauunternehmer, jeder Immobilienmakler und jeder in das Bauwesen verstrickte Politiker ist ein Verbrecher, und doch stellt sich die Frage, wieso – abgesehen vom Gewerbe des Krieges und abgesehen von den gesellschaftlich geächteten Berufs- und Individualverbrechen – nirgends so viel Gaunerei stattfindet wie beim Bau von Häusern, Straßen, Brücken, von Tiefgelegenem und durch die Natur Gestoßenem.

Kann man von einer Ursünde sprechen, die ihren Ausgang beim Turmbau zu Babel nahm? Also jenem Bauvorhaben, bei dem die Menschen versuchten, eine nach ihrem Verständnis gottgleiche Tat zu vollbringen und bis zum Himmel hoch zu bauen. Was Gott sehr stilsicher zu beantworten wusste, indem er eine Sprachverwirrung unter den bislang in einer einzigen, nämlich heiligen Sprache sprechenden Bauarbeitern verursachte. Und diese damit zwang, Gruppen der verschiedenen neuen Sprachen zu bilden und sich als lingual definierte Kommunitäten über die Erde zu verteilen.

Von Vorteil sicherlich, dass Gott diesmal auf eine Ausrottung mittels Sintflut verzichtete, weil ja mit Noah vereinbart war, in Zukunft ohne derartige Radikallösungen auskommen zu wollen. Zudem begünstigte die Sprachverwirrung einen Wunsch Gottes, und zwar die Erde in ihrer Gesamtheit zu besiedeln, egal, wie rund oder flach sie im Detail auch aussehen mochte. Der Turmbau zu Babel war so gesehen nicht nur ein verrücktes Großprojekt, sondern entsprang auch dem menschlichen Ansinnen, gegen Gottes Wunsch zu handeln. Sich also *nicht* über die Erde zu verteilen und *nicht* jeden Flecken wohn- und bebaubar zu machen, sondern sich mittels dieses einen Turms zu zentralisieren.

Wie dumm!

So ist uns zwar das gigantische Bauen, dieses von Kindheit an manifeste Bedürfnis, Steine auf Steine zu legen, geblieben, aber auch die von Gott geforderte Besiedelung der gesamten Welt. Was angesichts eines kaum zu bremsenden Fortpflanzungsbedürfnisses der menschlichen Rasse dessen weise Voraussicht belegt.

Man kann vielleicht sagen, dass der Mensch per se ein Bauarbeiter ist, geführt von Königen und Architekten. Letztlich ist die bebaute Welt in ihrer Gesamtheit ein horizontaler babylonischer Turm, als hätte der Mensch zwar die Folgen der Sprachverwirrung zähneknirschend hingenommen – mal abgesehen vom Versuch, überall, auch im fiktiven Weltraum, Englisch einzuführen –, jedoch den Turmbau unter anderen Vorzeichen fortgesetzt, weniger in die Höhe als in die Breite bauend.

Warum aber ist dieses Geschäft des Bauens mit so vielen Formen der Gaunerei verbunden? Zieht es – als eine von Gott so früh kritisierte Hybris – die schlechteren Menschen an? Beziehungsweise die raffinierteren? Jene, die sich bewusst oder unbewusst in der Nachfolge jenes Nimrod sehen, eines Urenkels Noahs, der als »erster König auf Erden« bezeichnet wird und den man wohl auch den ersten »Baulöwen« nennen könnte. Dessen Name unter anderem als »der Widerstreitende« übersetzt wird. Ein König, der als »gewaltiger Jäger vor Gott« galt.

In der Tat sah sich Nimrod als Widerpart zu Gott, sonst wäre er ja nicht auf die Idee gekommen, diesen Turm als sichtbares Zeichen einer von JHWH losgelösten Selbstherrlichkeit zu planen, das Volk von dergleichen Überheblichkeit zu überzeugen und mit der Umsetzung zu beginnen. Wohl auch als geübte Rache für die zuvor geschehene Sintflut. *Und* als die Möglichkeit – sollte sich Gott doch ein zweites Mal zu einer umfassenden Überschwemmung hinreißen lassen –, selbige auf den Spitzen eines himmelhohen Turms zu überstehen. Was ja sehr an den heutigen Optimismus der Ingenieure erinnert, alles irgendwie hinzukriegen.

Viele Bauten besitzen diesen *hybriden* Anteil. Sie sind ein Resultat von Nimrods Erbe – der anmaßende Bau einerseits – wie auch ein Resultat der gottgewollten Sprachverwirrung, also der Verteilung des anmaßenden Baus über die ganze Erde andererseits.

Zwei bedeutende deutsche Beispiele für das bauliche Scheitern im Großen sind die Projekte eines Berliner Flughafens und eines Stuttgarter Bahnhofs. Ich will hier gar nicht die bekannten Namen dieser beiden im langwierigen Entstehen befindlichen Bauwerke nennen, jeder kennt sie, und ihre Tragödie füllt bereits jetzt ganze Bücher. Sagen wir einfach nur *der* Flughafen und *der* Bahnhof, denn auch das Scheitern besitzt natürlich divenhafte Züge. Jeder weiß, was gemeint ist, wenn von *dem* schiefen Turm gesprochen wird.

Was die beiden Projekte eint, ist der ungeheure Einsatz an Monetärem, an medialer Aufmerksamkeit, an Diskussionen, an Spott, an Leid und Mitleid, ihr Verschleiß an Arbeitskraft wie an Persönlichkeiten, die ihr Scheitern aufzuhalten versuchen oder anfallsweise sogar vorgeben, ein solches finde gar nicht statt und sei – vor allem im Falle des quer zur Topografie zu bauenden unterirdischen Bahnhofs – bloß dem einseitigen Blick verblendeter Fortschrittsfeinde, von Amateuringenieuren, Nichtskönnern und Alleskritisierern zu verdanken. Zu denen letztlich sogar noch der Architekt der für den Bahnhof geplanten »Lichtaugen« zählte, der »Meister der Dächer«, Frei Otto (1925–2015), der, als ihm Zweifel an der Sicherheit des Projekts kamen, als »weder qualifiziert noch geeignet« abgestempelt wurde.

Dabei ist die ewige, diese gleich einem Barockrahmen daherkommende Diskussion um das Bahnprojekt, um Raumordnung und Planfeststellung, um Gleisbelegungen und Wachstumsprognosen, um Zeitersparnis und Zeitvergeudung, um Stadtklima, Mineralquellen, Bäume und Juchtenkäfer, um die Frage, wieso so viele Bahnchefs aus der Autoindustrie kommen, um Horrorfantasien der Neubaugegner und Beweihräucherungen der Befürworter, Albträume von einstürzenden Tunnels und Tagträume von einer besseren Welt, um die Frage nach der Schönheit oder Hässlichkeit der Architektur … all das eben nur ein … ja, ein barocker Rahmen. Eine verschnörkelte Erregung, eine opulente Ornamentik und Profilierung der Argumente: Blätter, Weintrauben, Ranken, Flechtwerk, Filigranarbeiten, auch gröbere Teile, aber vergoldet, überreicher Zierrat von beiden Seiten. Ein Rahmen, an dem Gegner und Befürworter gleichermaßen schnitzten und schliffen, Gold auflegten und Gold abrieben. Aber ein Rahmen bleibt ein Rahmen, und das eigentliche Bild war und ist schlechterdings ein Grundstücksgeschäft. Nicht ein Bahnhof, der nötig ist, weil er Not wendet, es hätte auch etwas ganz anderes sein können. Das Entscheidende ist die Fläche des Bilds. Nicht der Rahmen besitzt einen Wert beziehungsweise einen vergleichsweise geringen. Es geht um das Bild. Das Stück Leinwand, auf dem die Kunst zu sehen ist. Und mitunter besteht die Kunst darin, Geld zu machen. Und nirgends geht so viel Geld in Umlauf wie dort, wo ein Scheitern stattfindet.

Klar, man beklagt die explodierenden Kosten, wie da Milliarde auf Milliarde folgt, beklagt die sich dahinziehende Bauzeit, die das Ding ja nicht billiger macht, aber das stört allein den barocken Rahmen, das Blattwerk, für das Bild selbst ist es ein Vorteil. Es wird teurer. Natürlich besteht der Verdacht, es sei im Zusammenhang mit diesem Projekt zu »wirtschaftskriminellen Verhaltensweisen« gekommen, wie der Strafrechtsprofessor Felix Herzog einst den Anfangsverdacht in einem diesbezüglichen Gutachten definierte, aber dies liegt eben in der Natur der Malerei, die hier entsteht. Das ist eine Frage der Technik.

Hätte man ein anderes Bild versucht, etwa eine Renovierung und Modernisierung des bestehenden, immerhin denkmalgeschützten Bahnhofs, hätte dies niemals zur gleichen Menge an profitablen Geschäften führen können wie dieser quer zur Topografie der Stadt verlaufende, ins Unterirdische versetzte neue Bahnhof – und es wären an erster Stelle die ehrgeizigen Tunnelbauer beleidigt gewesen. Vor allem wären nicht jene Grundstücke zum Objekt der Begierde geworden, die heute noch das Gleisvorfeld bilden, bei Beendigung der Bauarbeiten in naher oder weiter Ferne aber frei werden. Riesige Grundstücke, die die Stadt Stuttgart bereits 2001 der Bahn abkaufte. Um diesen Boden geht es, um nichts anderes. Ein Boden – ein Stück der von Gott geschaffenen Ummantelung des Erdballs –, der in die 1994 neu gegründete, »entschuldete« DB AG im Zuge der Bahnreform eingebracht wurde und den die Stadt Stuttgart einige Jahre später für 459 Millionen Euro erstehen durfte. Für Grundstücke, die irgendwann einmal nutzbar werden würden (plus einem Zinsverzicht der Stadt von 810 Millionen Euro neben vielen anderen heimlichen Subventionierungen). 459 Millionen Euro sind in Dollar knapp 522 Millionen. Man kann also sagen, dass das Gemälde, das aus dem Bahnhofsbau resultiert, jenen um 450 Millionen Dollar versteigerten da Vinci um

72 Millionen übertrifft. (Klar, das Bahnhofsprojekt selbst wird an die zehn Milliarden kosten, gewissermaßen das Material, das nötig ist, das Bild zu malen, aber das ist nicht die Summe, um die es geht. Es fragt auch kein Mensch, wie viel Geld Leonardo da Vinci ausgegeben hat, um *Salvator Mundi* zu malen.)

Was letztlich bleibt, ist, dass eine Eisenbahn, die allen gehört, einer Stadt, die allen gehört, eine Menge Grundstücke verkauft hat. Und sich um diesen Verkauf viele andere Geschäfte drehen und wirbeln, sich türmen und verlaufen: Spritzer, Kleckse, Schlieren. Würde man das daraus entstandene Gemälde nun einer Kunstrichtung zuordnen, so wäre es sicher sinnvoll, von abstrakter Kunst zu sprechen. Genauer gesagt von einer Richtung des Informel, nämlich Tachismus (Fleckwerk).

Apropos! 2009 erteilte der damalige baden-württembergische Ministerpräsident die Anweisung, auf eine neue Kostenberechnung zu verzichten (man war damals irgendwo zwischen 4,9 Milliarden und 6,5 Milliarden angelangt, befand sich also in einer Größenordnung älter als unser Sonnensystem). Er tat dies mit dem Argument, solche Zahlen seien »in der Öffentlichkeit schwer kommunizierbar«. Das erinnert doch sehr an die Haltung eines kunstgeschichtlich und kunsttheoretisch gebildeten Menschen, der bei aller Liebe zur Kunst es für kaum durchsetzbar hält, einer breiten Bevölkerung zu erklären, was abstrakte Kunst sei.

Andererseits gibt es natürlich eine Menge von Bauwerken, deren Entstehen selbst unter größten Mühen und begleitet von vielen Momenten des Scheiterns sich durch die absolute Notwendigkeit ihrer Existenz rechtfertigt. Ein Krankenhaus, wo vorher keines war, eine neue Schule, wo die alte zu klein geworden ist, Wohnhäuser, die schlichtweg fehlen, ein Museum, damit die Bilder nicht im Regen stehen, ein Kindergarten, damit die Kinder nicht im Regen stehen, ein Parlamentsgebäude, damit …

Und es gibt Gebäude, die sich mittels der Notwendigkeit von Schönheit rechtfertigen. Man nehme diverse Türme, von denen man zwar tatsächlich eine gute Aussicht besitzt, die aber in Wirklichkeit allein dank ihrer Grazie oder Wucht oder grazilen Wucht existieren, siehe jenen in Paris. Gebäude, die zum Denken anregen oder zu simpler Freude ob ihres Vorhandenseins.

Doch manche Bauwerke kommen eben gänzlich ohne einen Zweck aus, müssen sich nicht einmal auf Schönheit berufen. Außer dem Zweck von Grundstücksgeschäften, dem Zweck des Bauens an sich, sodass der *hehre* Anspruch behauptet wird und sich notwendigerweise später daraus ergibt, dass das doch irgendwie zu Ende gebaute Objekt auch tatsächlich einer Nutzung zugeführt wird. Weil eben auf einem Flughafen Flugzeuge landen und in einen Bahnhof Züge einfahren müssen. Aber in Wirklichkeit könnte man solche Objekte in ähnlicher Weise wie jenes infolge einer Volksabstimmung niemals in Betrieb gegangene österreichische Atomkraftwerk als *pure Bauten* verstehen.

Natürlich, für Bauten, die den Keim des Scheiterns in sich tragen – weil sie als reine Egomanen existieren –, besteht immer auch die Möglichkeit, noch im Bau oder später, wenn der nachgereichte Zweck nicht gelingen mag, den Zustand einer Ruine einzunehmen.

Ein populäres Beispiel dafür sind die sogenannten Soda-Brücken, die nicht etwa so heißen, weil es sich bei einem Teil ihres Baumaterials um mit Kohlenstoffdioxid angereichertes Wasser handelt, sondern weil diese Brücken als Teil nie zu Ende gebauter Verkehrswege »einfach nur so da« stehen, wie etwa die berühmte Soda-Brücke bei Euskirchen, die für die in den Siebzigerjahren geplante A 56 gebaut wurde. Auch *BAB 56* genannt, was wie eine weich gekochte Version der Kölschrockband BAP klingt. Und in der Tat präsentierte die Band 2001 ein neues Album – *Aff un zo* – auf genau dieser »toten Brücke von Euskirchen«.

Berühmt auch die niederländische Prinz-Willem-Alexander-Brücke, ein mächtiges Bauwerk, das von der Bevölkerung auch als *Brücke von Nichts nach Nirgendwo* bezeichnet wird, da die zwei Richtungsfahrbahnen im Süden auf eine simple Landstraße führen. Die geplante Weiterführung zum Rijksweg 50 bei Oss ist nie verwirklicht worden. Dass im Jahre 2008 in der Konstruktion dieser Brücke eine Hanfplantage entdeckt wurde, klingt nicht nur nach einer sehr holländischen Lösung dieses als Verkehrsweg kaum genutzten Objekts, sondern provoziert ganz grundsätzlich die Frage, welche Verwendung Bauwerke erlangen sollten, die ihren geplanten Zweck nicht oder unzureichend erfüllen. Oder nicht *mehr* erfüllen. Wie also aus einem Scheitern ein Gelingen werden kann.

Ist es denn nötig, diesen Flughafen in Schönefeld tatsächlich als Flughafen zu benutzen? Sicher, es wird nicht weniger, sondern mehr geflogen. Rekorde purzeln. Wir sind ganz verrückt nach dem Fliegen, so sehr wir das ungute Gefühl nicht loswerden, dabei etwas Unrechtes zu tun. Nicht bloß wegen der Verschmutzung, da müssten wir vieles aufgeben, aber es ist und bleibt eine menschliche Hybris, die in vieler Hinsicht an den Turm zu Babel erinnert, wenn wir uns in die Lüfte begeben und in einer Weise Distanzen überwinden, die etwas von einer frevlerischen Überheblichkeit besitzt. Und die uns entgegen der Statistik, wie sicher das denn sei, doch ein großes Unwohlsein beschert. So gierig wir nach dem Fliegen auch sind, erst recht nach dem billigen Fliegen. Dabei sollte das Fliegen eine Anmaßung der Reichen bleiben, so eine Drei-Wetter-Taft-Hybris, ständig irgendwo zu sein, wo *nicht* zu Hause ist.

Und wir spüren es ja, sobald wir ein Flugzeug betreten, in

der Schlange stehen wie ein Haufen auf ihren Beinchen trippelnder Küken und diesen beklemmend dünnen Windzug in den Nasenlöchern fühlen. Wir begreifen uns in diesem Moment als Verurteilte. Auch jene supercoolen Geschäftsleute, die während des Starts in der Zeitung lesen, sich schlafend stellen oder sich lässig einen Fussel vom Anzug oder Kostüm schnippen und so tun, als ginge es ihnen am Arsch vorbei, verurteilt zu sein.

Schade eigentlich, dass es sich bei dem Beinamen dieses speziellen Airports um »Willy Brandt« handelt. Denn auch wenn noch nicht geklärt ist, auf welche Weise genau der Beiname den Flughafen schmücken soll, so prägt er dennoch den Geist des Unternehmens. Nichts gegen den vierten Bundeskanzler der Bundesrepublik Deutschland, aber ich frage mich, ob es nicht besser gewesen wäre, hätte sich die CDU Berlin mit ihrem Vorschlag durchgesetzt, den Berliner Flughafen nach Marlene Dietrich zu benennen. Vielleicht würde man sich dann leichter tun, die Bindung an die ursprüngliche Funktion dieser Architektur aufzugeben und sich in Zeiten von Wohnungsnot und absurden Mietpreisen zu überlegen, ob man das Projekt in ein *Berliner Einwohner-Refugium* verwandeln könnte. In einen Flughafen, der die Menschen gewissermaßen auf die Erde zurückholt. Ihnen das Fliegen verbietet und das Wohnen erlaubt.

Brandt ist eine Ikone der Politik. Dietrich eine Ikone des Stils, keine schöne Frau eigentlich, wie auch Bette Davis oder Katharine Hepburn keine wirklich schönen Frauen waren, doch ungemein originell. Mit der Fähigkeit, den Raum zu beherrschen, in dem sie sich bewegten. Etwas, das wir *Eleganz* nennen, das aber mehr ist als das perfekte Tragen eines Hosenanzugs. Es ist eine Kunst der Verwandlung. In eine Rolle zu schlüpfen und dieser Rolle eine enorme Realität zu verleihen.

Wie wäre es also, könnte dieser Flughafen in die Rolle

einer Wohnhausanlage schlüpfen und ihr zu enormer Realität verhelfen?

Natürlich würde eine solche Umwidmung, eine solche Umgestaltung vom Fixpunkt im bewegten Leben der Flugmaschinen zum Fixpunkt im bewegten Leben von Menschen eine Menge Geld verschlingen, doch das Verschlingen von Geld kann ja eigentlich nicht das Problem sein, wenn man sich eben ansieht, was dieser Flughafen wie auch dieser Bahnhof kosten und weiter kosten werden – und auch kosten, selbst wenn sie nicht in Betrieb gehen.

Großes Geld ist immer eine Frage des Willens, das kann man sofort dort sehen, wo sich die Möglichkeit des Profits ergibt und auch das bislang Undenkbare eine Finanzierung erfährt.

Man kann auch in der Architektur auf zwei Weisen scheitern. Auf eine erbärmliche oder auf eine grandiose.

Ich stelle mir vor, wie in diesem zur Wohnhausanlage umgebauten Berliner Flughafen eins der schönsten Hallenbäder der Welt entsteht – angelehnt an Christos pinkfarbene *Surrounded Islands*, die ja von Monets Seerosenbildern inspiriert wurden und somit in der Folge ein Berliner Wunder inspirieren könnten – und wie da vor den Check-in-Schaltern nicht die einst erdachten Millionen Fluggäste Schlange stehen, sondern die dann in der Summe gleichfalls gar nicht so wenigen Badegäste.

Stimmt, die Idee mit einem Badesee hatten auch schon einige Stuttgarter bezüglich der Baugrube, in welcher jener unterirdische Bahnhof entsteht. Was natürlich satirisch gemeint war (nicht freilich der See, der bereits 1965 von einer Gruppe von Architekten um Günter Behnisch auf diesem Gelände geplant worden war). Und doch ist die Frage berechtigt, was mit einer Baugrube geschehen könnte, die im Zuge einer Bauunterbrechung und der dann endgültigen Aufhebung des Projekts *frei* wird. Frei zur Gestaltung.

Der neue Stuttgarter Bahnhof besitzt keinerlei Beinamen. Vielleicht aber sollte er einen erhalten, einen, dessen Geist eine mögliche Umgestaltung und modifizierte Nutzung bestimmt. Und zwar auf eine ernsthafte Weise. Also nicht etwa, ihm aufgrund von bereits geäußerten Utopien, nämlich dort unten ein Parkhaus für Fahrräder zu errichten, den Beinamen »Jan Ullrich« zu verleihen und damit ein Unglück zu provozieren.

Nein, man stelle sich einen Beinamen wie »Romy Schneider« oder »Hildegard Knef« vor und welche elegante Lösungen daraus erwachsen könnten.

Sicher, das würde weit mehr Zeit kosten, als ohnehin schon vergangen ist. Aber was soll's, Zeit ist noch mächtiger als Geld.

*

An diesem Klagetext arbeitend, sitze ich auf der Terrasse meines elterlichen Hauses, dessen obere Etage der extrem niedrigen Raumhöhe wegen an jenes »halbe Stockwerk« aus dem Film *Being John Malkovich* erinnert, in dem die von John Cusack gespielte Hauptfigur sich um einen Job in einer Firma bewirbt, deren Büroräume im siebeneinhalbten Stockwerk eines Hochhauses in Manhattan untergebracht sind. Obgleich eine Tafel im Foyer mehrere Mieter auf dieser Etage angibt, scheint der Fahrstuhl kein solches halbes Stockwerk zu kennen, weshalb die, die dorthin wollen, stets gezwungen sind, zwischen dem siebten und achten Stockwerk den Notknopf zu drücken und in der Folge die Lifttüren des angehaltenen Aufzugs mit einer Brechstange auseinanderzuschieben, um in den Gang zu gelangen. Einen Gang, der tatsächlich nur in gebückter Haltung zu begehen ist. Wie eben das ganze halbe Stockwerk.

Aber ich sitze ja nicht in meinem zu niedrig geratenen

Dachgeschoss, in meiner Zwergenburg, sondern auf der Terrasse, über mir der großzügig dimensionierte Himmel, und schaue in einen Kunstband, den ich aus einem der Flohmarktkartons meiner Mutter gezogen habe. Ein großformatiges Buch über die Bauten Frank Lloyd Wrights. Das ist nun natürlich das Gegenteil einer Dokumentation über das Scheitern in der Architektur. Beim Durchblättern zeigt sich die ungemeine Perfektion der Räume und Raumhüllen, Wrights »prinziporientierte Haltung«. All diese Häuser – das *Honeycom House*, das *Fallingwater*, das *Northome* – präsentieren eine naturhafte Großzügigkeit, eine symmetrische Weite. Diese Architekturen wirken so, als hätte hier jemand einen ganzen Weltraum um einen schönen steinernen Kamin herumgebaut.

Es ist schon unglaublich, was für Dimensionen einzelne Ehepaare oder Familien für sich in Anspruch nehmen können. Wie sich das anfühlen muss, von seinem Schreibtisch aufzustehen und am Weg zur Bibliothek oder ins Schlafzimmer messbar an Kalorien zu verlieren. Man stelle sich Mäusebäuten vor, deren Gänge an das CERN erinnern. Während hingegen andere wie verrückt die immer gleichen paar Meter hinauf- und hinuntermarschieren müssen, um ein halbwegs ähnliches Gefühl zu erleben. Mäuse in einer Klopapierrolle.

Ich muss jetzt an die schönste gescheiterte Architekturfantasie denken, die mir je unterkam, die des Künstlers Yves Klein (der Mann, der das Blau malte) und des Architekten Werner Ruhnau: ihren sogenannten Feuer-Wasser-Luft-Platz, den sie als Vorplatz für das *MiR* planten (womit aber nicht die russische Raumstation *Mir* gemeint ist, die im gleichen Jahr, da die Deutsche Bahn der Stadt Stuttgart ein Stück *zukünftigen* Boden verkaufte, kontrolliert zum Absturz gebracht wurde). Nein, gemeint ist das mächtig-elegante Musiktheater im Revier in Gelsenkirchen, das von Ruhnau entworfen wurde und für das Yves Klein riesige blaue Bildtafeln und Schwammreliefs von betörender Leuchtkraft schuf. Die Idee für den Platz war es, Vorhänge aus Luft zu errichten, durchsichtige Wände aus Druckluft, eine immaterielle Architektur, die den Vorläufer einer Vision bilden sollte. Der Vision von Städten, die von einem Luftdach überspannt werden, das für eine permanente Zirkulation sorgen und Schutz vor Sonne und Regen bieten soll. »Inspiriert von der Vorstellung der uneingeschränkten Beherrschung von Energieressourcen«, heißt es in einem Ausstellungstext, »schuf Klein Architekturprojekte, die im krassen Gegensatz zu dem standen, was in neuen französischen Vorstädten gebaut wurde.«

Ich erinnere mich an ein Foto, das Klein und Ruhnau 1958 in der Küppersbusch-Fabrik in Gelsenkirchen während eines Experiments zeigt. Die beiden stehen, bestens gekleidet – Klein mit Krawatte, Ruhnau mit Fliege –, unter einem künstlichen Regen, der mittels eines von Technikern gesteuerten Luftstrahls zur Seite geweht wird, und auf diese Weise bleiben sie beiden luftig gekleideten Visionäre im Trockenen. Ein Bild der Idylle. Wie da die Kraft intelligent dirigierter Luft jeglichen Regenschirm und Regenschutz obsolet werden lässt und der Mensch zu jeder Zeit und an jedem Ort von denselben Elementen, die ihm so zu schaffen machen, beschützt wird.

Stattdessen laufen wir auch heute noch bei jedem eintretenden Regenguss in den nächsten Drogeriemarkt, um uns irgendeinen Knirps oder Schirm zu besorgen, der uns nur sehr bedingt trocken hält (der Regen findet seinen Weg unter alle Schirme), im Zuge von Böen Schaden nimmt und den wir bald darauf irgendwo liegen lassen, um beim nächsten Mal erneut in den Drogeriemarkt …

Nirgends Plätze von Yves Klein. Dafür schauen wir noch immer gebannt die Wetternachrichten, als wären wir Urmenschen, die wissen müssen, was auf sie zukommt, wenn sie aus der Höhle treten.

Es ist allerdings weniger ein Beweis für das Scheitern von Visionen als für das Scheitern des Zwischenmenschlichen, dass die Erben des bereits 1962 mit vierunddreißig Jahren verstorbenen Yves Klein seit 2006 mehrere Prozesse betreffend der Urheberschaft des Reliefs gegen Werner Ruhnau anstrengten und verloren. Yves Kleins patentiertes Ultramarinblau, das sogenannte *International Klein Blue*, IKB, hatte sich in Gelsenkirchen als nicht ideal erwiesen, weshalb Klein zusammen mit Ruhnau ein aus Gelsenwasser, Caparolbinder und einem Ultramarinpigment kombiniertes Gelsenkirchener Blau entwickelt und zur Anwendung gebracht hatte, ein *MiR*-Blau. Und um die Urheberschaft dieses Blaus wurde nun über Jahre hinweg in diversen Prozessen gestritten und gerungen und geurteilt wie anderswo um die Frage, wer die Kinder kriegt.

Wenn man, wie es zu Beginn dieses Buchs gewagterweise behauptet wurde, meint, die Krankheit sei darum in die Welt gekommen, weil die Natur intuitiv gewusst habe, dass es einmal Mediziner geben werde, könnte man ebenso auf die Idee kommen, all das lächerliche Ungemach zwischen den Menschen – hier exemplarisch als ein Streit um die Farbe Blau – sei entstanden, um irgendwann die Existenz von Rechtsanwälten zu rechtfertigen. Eine riesige, erfolgreiche, nichts produzierende Berufsgruppe, die vom Streit und vom Scheitern im Zwischenmenschlichen lebt und nichts auslässt, um den Disput immer wieder aufs Neue zu erfinden, ihn diffiziler und zugleich grober und dadurch lukrativer werden zu lassen. Auch wenn am Ende selbst die Sieger dieser obskuren Prozesse zwischen Ehepartnern, Eltern, Nachbarn, Verkehrsteilnehmern, Vertragspartnern, Beleidigern und Beleidigten, Erben und Konkurrenten aller Art, all diese Menschen, die ein bestimmtes Blau für sich in Anspruch nehmen, letztlich das Gefühl haben, dies sei möglicherweise ein Vorgeschmack auf die Hölle gewesen.

Als ich da auf der Terrasse sitze, mit dem Buch über Frank Lloyd Wright und dem Gedanken an »regenfeste« Plätze, und dabei versuche, dies in meinem Text über das Scheitern in der Architektur unterzubringen, geschieht das, was so oft in dieser *an sich* wunderbar ruhigen Gegend geschieht: Die nahe gelegene Straße wird aufgerissen. Die öffentliche Straße draußen vor dem Gartentor. Beziehungsweise irgendein kleiner Teil der Straße. Dass dieser aufzureißende »Teil der Straße« sich stets in meiner Nähe befindet, immer wenn ich Wien besuche, immer wenn ich in unserem Haus mit dem zu klein geratenen Dachgeschoss bin … Nun, es werden sicher auch noch andere Teile dieser Straße wie auch andere Straßen ständig aufgerissen, und so gut wie jeder kriegt dann seinen Anteil an aufgerissenen Straßen und dem Gefühl, dass das Aufbrechen von Straßenbelägen und das Graben in Straßen ganz wesentlich zur Zivilisation gehört.

Wenn also nicht gerade die Fassaden der gegenüberliegenden Reihenhaussiedlung angebohrt werden, um neue Außenplatten anzubringen, wenn nicht alte Gartenhäuser abgerissen und durch neue Vorstadtvillen ersetzt werden, wenn nicht gerade eine Brigade der städtischen Gärtnereien mit ihren Stabrasenmähern die kleinen Grasinseln zwischen den Parkräumen abrasiert, wenn nicht gerade irgendwer Steinfliesen zerschneidet, um seinen Gehweg zu erneuern, wenn nicht gerade jemand kärchert, als wollte er ein künstliches schwarzes Loch erzeugen, wenn nicht gerade … dann wird ganz sicher wieder mal die Straße aufgerissen. Wofür es gewiss einen guten Grund gibt. Es gibt immer gute Gründe.

Und doch. Man stelle sich vor, eine Gesellschaft würde sich für einen kleinen Zeitraum entscheiden, einfach mal Ruhe zu geben. Einfach mal *nichts* zu bauen, wenn es nicht absolut notwendig ist. Damit dort, wo Stille zumindest theoretisch möglich ist – weil es sich nicht etwa um eine Autobahn oder einen Flughafen oder ein Fußballstadion handelt –, diese Stille auch eintritt.

Aber könnte es möglich sein, dass wir nur darum so laut sind, weil die Welt so laut ist, diese von ständig aufgerissenen und wieder geschlossenen und wieder aufgerissenen Straßen dominierte Erde?

Um genau diesen Text zu schreiben und dabei nicht vom Straßenbaulärm meinerseits in seelische Stücke zerschnitten zu werden, wechsle ich – wie ich es des Öfteren tue – hinüber auf den Friedhof.

Ich wundere mich, dass nicht mehr Leute diesen Ort aufsuchen, um eben nicht nur ihrer Toten zu gedenken, sondern auch jene wolkenhafte Stille zu genießen. Oder eben einfach ein Areal zu finden, wo man einen Gedanken entwickeln kann, der dann nicht die Struktur einer aufgerissenen Straße besitzt.

Auf dieser Parkbank sitzend, vor mir die Gräberreihen mit den schön geordneten Steinen mit ihren Namen und Zahlen und Sprüchen und dem Dekor der Erinnerung, genieße ich die große Ruhe: die nahen Geräusche der vom Wind bewegten Bäume und Sträucher, Gespräche hinter einer Hecke, das Zirpen der Wasserfontänen aus einem Schlauch. Das Getöse der Stadt in die Ferne gerückt. Der Ton ist nicht abgeschaltet, nur leiser gedreht. Auch Ruhe verfügt über eine Architektur. Sie ist geprägt von Übersicht. Ruhe ist das Haus, das genau die richtigen Ausmaße zwischen einem Zugroß und einem Zuklein besitzt. Die Architektur des Lärms führt hingegen zu einem Haus, das zu klein ist. Die *absolute* Stille wiederum zu einem Haus, das zu groß ist, in dem man sich verlieren würde.

Es versteht sich, dass meine Familie gleich bei meiner Rückkehr vom Friedhof mir versichert, dass, kurz nachdem ich geflüchtet war, die Arbeiter aufgehört hatten, weiter die Straße aufzureißen, und nichts als eine eingezäunte, aber menschenleere Baustelle geblieben sei.

Gut, aber das würde zu einem anderen Kapitel gehören, etwa zu einem mit dem Titel »Das Scheitern und das Mystische«.

Unglück

Zwei Episoden, die hier zu Ehren eines dreizehnten Kapitels niedergeschrieben wurden. Zwei Episoden aus dem vorletzten Jahrzehnt eines langsam zur Ruhe gekommenen 20. Jahrhunderts. Freilich ist dieses Kapitel gemäß seiner Zahl eines, das zu überspringen, zu ignorieren, bei dem so zu tun, als würde es gar nicht existieren, dem Leser unbenommen bleibt.

Episode 1

»Du verdammte Hure fickst meinen Mann!«, schrie die Frau.

Mitten auf der Straße.

Mitten auf der Bühne der Wirklichkeit.

Es ist jetzt über dreißig Jahre her, dass ich Zeuge dieser Geschichte wurde. Es war im achten Bezirk Wiens, nahe der Josefstädterstraße. Ich befand mich auf der gegenüberliegenden Straßenseite, als eine Frau einer anderen Frau genau diesen Satz ins Gesicht schmetterte. Die solcherart Angeschriene war soeben mit einem Mann aus einem an dieser Stelle geparkten Auto gestiegen, als sie von der wutschnaubenden

Person – der Ehefrau des Mannes, wie sich gleich herausstellte – attackiert worden war. Der Mann tat sofort einen Schritt zur Seite, wie um nicht von einer Kugel getroffen zu werden. Er würde im Verlauf dieser Auseinandersetzung kein einziges Wort sagen.

Ich meinerseits war mit einem Kind unterwegs, dem vielleicht achtjährigen Sohn von Freunden, sowie dem kurzbeinigen Mischlingsrüden dieser Familie, ein ungemein stures Viech, das mich später zu meinem wichtigsten Romanhund inspirieren sollte. Das Dumme war, dass ausgerechnet in dem Moment, da drüben die Schreierei losging, der Hund nicht von der Stelle weichen wollte. Ohne dass es einen Grund zu geben schien, etwa eine Notdurftverrichtung oder einen Geruch, der ihn festhielt. Nein, ihm war einfach danach, für eine Weile sein Hinterteil abzulegen und sitzen zu bleiben, als wäre der Gehweg eine Parkbank. Und auch der Junge blieb fasziniert stehen. Dabei wäre ich jetzt wirklich gerne weitergegangen. Denn es fielen zahlreiche Ausdrücke des Vulgären: Fotze, Hure, Arschloch, ficken, vögeln, Schwanzlutschen, pimpern, Orschpudern etc. Allerdings alles im Tonfall der für diesen Bezirk nicht untypischen Dialektform gehobener Kreise, einem Soziolekt, der als Schönbrunnerdeutsch gilt. Was oft so klingt, als hätte jemand beim Sprechen ein mit Blattgold ummanteltes Bonbon mit Kirschlikörfüllung im Mund. Wobei eigentümlicherweise das auseinanderbröselnde Blattgold durch die Nase nach draußen dringt: ein feines Schnauben von Goldstaub.

Und in dieser Goldstaubmanier brüllte die Frau die Geliebte ihres Mannes an und drohte damit, ihr das Leben zur Hölle zu machen und einen Anwalt auf sie zu hetzen. Und wen sonst noch. Und falls das nicht nütze, ihr höchstpersönlich ihr hässliches Gesicht zu zerkratzen.

Die Bedrohte meinte darauf mit einer Stimme, in welcher sich Ängstlichkeit und Distanz mit einem gewissen Aufbegehren paarten: »So hässlich kann mein Gesicht nicht sein. Der Konrad scheint es zu mögen.«

Das war ein gutes Argument, brachte aber die Ehefrau noch mehr in Rage. Weitere Schimpfwörter fielen, die meisten davon wiesen auf Varianten von Prostitution hin, auch wenn gerade das wohl am wenigsten den tatsächlichen Verhältnissen entsprach. Vergleichbar dem inflationären Gebrauch des Wortes »schwul« gegenüber Leuten, die genau *das* ganz sicher nicht sind. Aber es gehört nun mal zu den beliebtesten Verbalradikalismen, einem Nebenbuhler oder einer Nebenbuhlerin eine Form von Hurerei vorzuwerfen.

Weil ich wegen des Hundes nicht von der Stelle kam und auch der Junge wie angewurzelt dastand, um mit deutlicher Konzentration diese Ansammlung verbotener Wörter aufzusaugen – von denen er einige verstand, andere soeben kennenlernte –, darum also umfasste ich seinen Kopf und hielt ihm die Ohren zu. Das war natürlich weder pädagogisch wertvoll noch Ausdruck von Souveränität. Und schien auch gar nichts zu nutzen.

Dennoch verblieb ich in dieser hilflosen Position, hinter ihm stehend und meine Hände zu einem lebenden Kapselgehörschutz geformt. Und war natürlich meinerseits fasziniert von dieser Straßenszene. Auch andere Passanten blieben stehen, Fenster wurden geöffnet, Köpfe nach draußen gestreckt. Nur der Hund zu meinen Beinen schien fortgesetzt desinteressiert und ganz darauf fixiert, sich einfach nicht zu bewegen.

Die Ehefrau wurde zwar nicht leiser, aber nun doch etwas sachlicher, betonte, mit diesem ihrem Mann – sie zeigte auf ihn mit einer beiläufigen Geste ihres Fingers – zwei Kinder großgezogen zu haben, wunderbare Söhne. Zusammen habe man ein Haus gebaut, eine Firma gegründet, viele gute Jahre gehabt … »Und nun kommst du kleine Hure daher und meinst, du kannst dich ins Nest setzen.«

»Meinen Sie«, blieb die Angegriffene beim Sie, »ich hätte Ihren Mann gezwungen, mit mir ins Bett zu gehen? Seit zwei Jahren?«

»Wie bitte!?« Es war echte Überraschung in der Stimme der Ehefrau. Dabei schwenkte sie ihren Kopf in Richtung ihres Mannes, diesmal weniger beiläufig.

Es gibt ja diesen Spruch »wenn Blicke töten könnten«. Aber das sind eigentlich die harmloseren Blicke, die einen schnellen Tod hervorrufen. Es existieren dagegen Blicke, die unendliche Qualen nahelegen, so in der Art, wie wenn man jemanden, der um den Tod bettelt, nicht sterben lässt. So ein Blick war das.

Die auf diese Weise schauende Frau mochte etwas über fünfzig sein, der mollige Typ. Es war nun aber keineswegs so, dass die andere Frau, die Geliebte, sehr viel jünger gewirkt hätte, auch konnte man nicht sagen, sie sei der gegenteilige Typ. Die beiden sahen sich sogar ein wenig ähnlich. Vom Optischen her hätten sie eher als Schwestern oder Freundinnen denn als Konkurrentinnen durchgehen können.

»Zwei Jahre!«, rief die Ehefrau. »Ich bring dich um.«

Ich war sicher nicht der Einzige, der sich jetzt fragte, wen von den beiden sie umzubringen gedachte. Ihren Mann oder dessen Liebhaberin?

Letztere war es nun, die ins Detail ging, indem sie mit einem Zittern in der Stimme, aber einem kraftvollen Zittern meinte: »Zwei gute Jahre! Toller Sex, wenn Sie es wissen wollen. Auch wenn Sie nicht ahnen können, was das überhaupt ist, toller Sex.«

»Du …!«

»Frigide!«, ließ sich die Nebenbuhlerin vernehmen.

Ich drückte etwas fester meine Hände gegen die Ohren des Kindes. Spürte dabei, wie der Junge zuckte. Meine Güte, das fehlte noch, dass ich beim Versuch, ihn zu schützen, sein

Trommelfell verletzte. Sofort lockerte ich den Kapselgriff meiner Hände.

Die Ehefrau holte nun aus. Mit der Handtasche voraus schlug sie nach der anderen Frau.

Der Mann ging dazwischen. Man kann nicht sagen, dass er sich schützend vor seine Zwei-Jahres-Geliebte stellte, sondern er war allein bemüht, einen Abstand zwischen den beiden Frauen herzustellen.

Die Ehefrau brüllte dennoch: »Du verteidigst die Hur auch noch?«

»Nein«, sagte die Geliebte des Mannes, »mit Huren war er zusammen, *bevor* er mich kennenlernte.«

Was jetzt zu hören war, war nur noch ein Geschrei, aus dem einzelne bekannte Wörter herausstachen wie spitze Scherben aus einer Fläche von Beton. Als gälte es, ein Fluchtauto zu stoppen.

Und in der Tat hätte die Ehefrau wohl gerne die Reifen des Wagens aufgeschlitzt, in dessen Inneres der Mann seine Geliebte nun bugsierte, während er die Handtaschenschläge abwehrte. Aber auch jetzt kein Wort von ihm. Dafür tiefe Scham. Ich erkannte die Scham, als er für einen Moment zu mir herübersah und wohl auch bemerkte, dass ich dem Jungen die Ohren zuhielt.

Dann flüchtete er hinter das Steuer seines Wagens. Die Handtasche traf mehrfach Teile der Karosserie, bevor der Fahrer endlich aus der Parklücke herausfand und davonfuhr.

Die Ehefrau blieb zurück. Auch sie schien mich nun zu bemerken. Ich konnte gerade noch ihrem Blick ausweichen. Glücklicherweise hatte unser Hund ein Einsehen und ließ sich, animiert von einem kurzen Ruck der Leine, dazu bewegen, endlich den Weg fortzusetzen.

Als wir um die Ecke der nächsten Straße bogen, wollte der Junge wissen: »Was ist frigide?«

Ich hatte befürchtet, dass er diese Frage stellen werde.

Meine Erklärung war dahingehend korrekt, als ich – vom Lateinischen ausgehend – als Übersetzung das Wort »kalt« anbot.

»Was? Wenn mir kalt ist, bin ich frigide?«

»So kann man das nicht sagen.«

»Und wie kann man das sagen?«

Ich glaube, ich sprach dann von der Kühle, dem Frost, der in manchen Beziehungen zwischen Partnern entsteht und dazu führt, dass eine Frau vollkommen erkaltet. Was ich mir natürlich schon darum hätte sparen können, weil Frigidität auf nur ein Geschlecht festzulegen zwar gebräuchlich ist, aber … sprachlogisch ein Blödsinn. Und auch sonst nicht sonderlich weise.

Ich hätte den Begriff der Libido erklären müssen, stattdessen konzentrierte ich mich darauf, den Jungen davon zu überzeugen, das Wort »frigide« einfach nicht zu verwenden. Vor allem nicht zu Hause bei seinen Eltern und Geschwistern, wohin ich ihn jetzt zusammen mit seinem sturen Hund brachte.

Immerhin sagte ich, es sei ein dummer Begriff und dass es wohl das Ziel der Frau gewesen sei, einen dummen Begriff zu verwenden, um genau dadurch beleidigend zu wirken.

So bizarr und komisch die Situation auch gewesen war, erfüllte sie mich vor allem mit einer großen Traurigkeit. Nicht, dass ich noch keine gescheiterten Beziehungen hinter mir hatte, nicht, dass mir die Qualen berechtigter wie unberechtigter Eifersucht nicht bekannt gewesen wären, aber in dieser Straßenszene schien mir das ganze Dilemma dessen, was Beziehung ist, auf den Punkt gebracht. Umso mehr, als ja offensichtlich das verheiratete Paar einiges richtig gemacht hatte: Kinder gezeugt, Kinder großgezogen, Haus gebaut, einige Stürme ausgehalten, ökonomische wie familiäre, all die Krankheiten, Sorgen und Schwierigkeiten durchgestanden, alles zwischen aufgeschlagenen Kinderknien und einer lästigen Steuerprüfung, all das, um dann mitten auf der Straße stehend die ungemeine Erniedrigung einer solchen halböffentlichen Auseinandersetzung zu erfahren. In der ja auch die Rolle der Geliebten nicht minder tragisch war. Wenn man sich vorstellte, wie sie seit zwei Jahren diesen Mann im Geheimen traf, auch sie nicht mehr die Jüngste, möglicherweise seit zwei Jahren vertröstet, nicht nur gierig nach tollem Sex, sondern auch nach einem Zusammenleben, das woanders als in Hotelzimmern und im Verborgenen stattfand. Doch ohne die Illusion, dass dieser Mann seine Frau je verlassen würde, und wenn vielleicht doch einmal, dann nicht wegen ihr, sondern einer anderen, tatsächlich jüngeren. Aber auch der Mann war ein in seinen Gefühlen Verzweifelter, ein Mistkerl, keine Frage, aber ein bedauernswerter Mistkerl: all die Lügen, die Verstellungen, die Ausreden, die vielen sich widersprechenden Bedürfnisse. Denn auch wenn das stimmt, dass es kein richtiges Leben im falschen gibt, muss das falsche dennoch richtig gelebt werden.

Allerdings wäre da auch noch …

Zum Beispiel Treue. Und zwar genau die Treue, die ganz frei aus der Vernunft hochsteigt und zu dem führt, was man gutem Design nachsagt, nämlich Schönheit und Funktion zu vereinen, derart, dass man das eine für das andere halten könnte. Die Treue verkörpert die Funktion, die Liebe steht für die Schönheit.

Warum aber scheitern wir so oft? Warum greifen wir – um beim Beispiel mit dem Design zu bleiben – nach Messern, die nicht schneiden, oder besser gesagt, die schon schneiden, aber eher in die eigenen Finger?

Natürlich, wir geraten ständig in den Bann der verschiedensten Attraktionen. Sind verführt von der Vielfalt der Verführungen. Weil ja *ein* Mensch allein niemals sämtliche Attraktionen in sich vereinen kann. Selbst die allerschönsten

Menschen sind auf verschiedene Weisen allerschönst. Zudem sind wir Getriebene der Abwechslung. Kein anderes Wesen ist derart bestimmt vom Gefühl der Langeweile und dem Horror der Gewöhnung. Die empfundene Langeweile – und der Kampf dagegen – erscheinen geradezu als das dritte Alleinstellungsmerkmal des Menschen neben der Sprache und dem Glauben, über eine Seele zu verfügen.

Wenn es stimmt, dass man sich im anderen spiegelt – in dessen Hübschheit oder Anmut oder seinen Fähigkeiten oder seinem Erfolg, oder auch nur im Umstand, dass dieser andere überhaupt vorhanden ist –, so besteht zugleich das Bedürfnis nach vielen Spiegeln und Spiegelungen. Der eine ist uns nicht genug. Und es ist eigentlich ein Wunder, dass wir auf den Monotheismus gekommen sind. Zu unserer Triebhaftigkeit würde vielmehr eine personenreiche Götterwelt passen, wie auch unserem unentwegten Hang zum Star- und Personenkult eher der Glaube an die Existenz von Halb- und Viertelgöttern entspräche. Die Fixierung auf den *einen* Gott wirkt da wie der Wunsch, es doch einmal mit nur einer einzigen Liebe zu versuchen, wenigstens dort, wo es einem nicht den ganzen Spaß nimmt, sich mit nur einem Ding zu begnügen.

Im wirklichen diesseitigen Leben aber … Zu den vielen Scheidungen und Trennungen kommen schließlich die vielen nie oder nur halb aufgedeckten Betrügereien, all der Schwindel, all die List, die Reue, das Hin und Her der Gefühle. Und noch absurder, sich durch einen blutigen Märtyrertod in die Arme unzähliger Jungfrauen zu wünschen. Als wäre Gott eine Puffmutter.

Manchmal denke ich mir, dass eine Alternative darin bestehen könnte, sich tatsächlich des Öfteren scheiden zu lassen und sich des Öfteren neu zu verheiraten, aber immer nur mit ein- und derselben Person, wie das auch ein paar berühmte Menschen zumindest ansatzweise praktiziert haben, siehe

Melanie Griffith und Don Johnson, Natalie Wood und Robert Wagner, Stan Laurel und Virginia Rogers, und natürlich Elizabeth Taylor und Richard Burton. Auch wenn keine dieser »zweiten Ehen« gehalten hat. Nun … ausgenommen die zweite Ehe von Natalie Wood und Robert Wagner, die sich ihr erstes Jawort auf einer Jacht gegeben hatten, allerdings geriet die Wood, die immer schon Angst vor dem Wasser hatte, schließlich unter mysteriösen und nie aufgeklärten Umständen von Bord einer solchen Jacht und ertrank.

Der Streit zwischen Partnern, Ehe- wie Liebes- und Lebenspartnern, besitzt so gut wie immer einen zerstörerischen Charakter. Ist wie Gift, das mal langsamer, mal schneller wirkt, aber ganz sicher niemals zu irgendeiner Form von Genesung führt. Der Streit ist niemals homöopathisch oder gar bachblütenhaft. Der Spruch von Paracelsus, die Dosis mache das Gift, gilt für den Beziehungsstreit in dem Maße, als dass die Menge seiner Wirkstoffe kaum unter jene Grenze fällt, wo aus dem Gift eine Medizin wird. Wie wir etwa umgekehrt niemals so viel Petersilie zu uns nehmen, um von der halluzinogenen Wirkung dieser psychoaktiven Pflanze zu profitieren (außer wir sind Robert Menasse, der behauptet, seine Bücher seien »Stoffwechselprodukte von exzessivem Petersilienkonsum«).

Wir streiten nicht, um etwas zu lernen. Der Streit als Chance ist eine pure Illusion, eine schöne Illusion, von der ganze Berufsgruppen leben, und das sollen sie auch. Doch selbst die Versöhnung ist vielmehr eine Pause, um Kräfte für den nächsten Streit zu sammeln, für die nächste Trennung und Drohung, die nächste Erhöhung der Dosis, die aus einem Gift ein sehr giftiges Gift macht. Menschen, die nicht aufhören können, sich Schmerzen zuzufügen. Schmerzen, die gleich den Tentakeln jenes einen Schmerzes sind, den die beiden Partner in selbem Maße empfinden.

Wobei ich schon zugeben muss und will, dass diese Pausen vom Streit – wie auch die Pausen von der Gleichgültigkeit – zu Momenten führen können, in denen wir unsere Verzweiflung am Leben *wirklich und richtig* mit einem anderen Menschen teilen. Mittels der Versöhnung die Liebe spüren wie eine Wunde, die sich dank einer zarten Berührung oder eines guten Worts für einen Moment vollständig schließt. Allerdings besteht dabei auch die Paradoxie, dass ein solcher Vorgang einem Wunder gleichkommt und wir an Wunder nicht glauben.

Ein Zyniker würde erklären, dass gerade das Schließen dieser Wunde uns in die Lage versetzt, geheilt und gestärkt in den nächsten »Krieg« zu ziehen.

Episode 2

Elsbeth und Frank saßen beim Essen, was zur immer gleichen Diskussion darüber führte, wer von ihnen beiden sich besser eignen würde, in der Küche zu stehen. Elsbeth fand, dass nach so vielen Generationen sich dumm und dämlich kochender Frauen es endlich an der Zeit sei, die häusliche Verpflegungskunst an die notorisch unterbeschäftigten Männer abzugeben (die dann halt mal ihr außerhäusliches Beschäftigungstheater etwas würden einschränken müssen), während Frank sich schlichtweg davor fürchtete, durch zu häufige Erfüllung diverser Haushaltspflichten seine Männlichkeit einzubüßen und zu etwas zu werden, was man zu dieser Zeit einen Softie nannte, etwas, das nur einen einzigen kleinen Buchstaben vom Produktnamen eines Klopapiers und eines Taschentuchs entfernt war.

So sehr Frank später einsah, dass das Blödsinn war, musste er ebenso feststellen, dass auch gar nicht so wenige Frauen an diesen Blödsinn glaubten. Die Schizophrenie lebend, sich

Männer zwar gerne in die Hausarbeit hineinzudenken, aber bitte nicht die eigenen Männer oder nicht die Männer, für die man sich interessierte. Mag sein, dass dies einem archaischen Reflex zu verdanken war – dem Instinkt als Vorurteil –, nach welchem Männer mit einem Faible für Hausarbeit schlechte Ernährer seien, weil sie eigentlich auf die Jagd gehen sollten, anstatt das Heim aufzuräumen. Aber in modernen Zeiten könnte man meinen, beides wäre möglich, auf der Jagd zu sein wie auch das Gejagte in einen essbaren Zustand zu versetzen und dabei die Feuerstelle nicht in pures Chaos zu verwandeln.

Für Frank und Elsbeth jedenfalls – die gerade erst aus der Jugend und damit aus der Obhut kochender Mütter entlassen worden waren – stellte sich täglich die eine Frage: Wer kocht? Und der, der es tat, tat es nicht ohne Vorwurf. Der Vorwurf begleitete das jeweilige Essen wie eines dieser roten »FSK ab 18«-Zeichen auf Filmhüllen.

An diesem Tag war es Elsbeth, die die volle Schüssel auf den Tisch stellte, freilich nicht ohne den Hinweis, wie sehr es ihr gegen den Strich gehe, die Mahlzeit – ein wirklich gelungenes Risotto – gekocht zu haben und nun zu servieren. Woraus sich eine heftige Diskussion entspann, etwa darüber, dass am Tag zuvor Frank gekocht hatte, auch nicht ganz übel, Spaghetti mit einer leckeren Bolognese-Soße, allerdings waren das die dritten Spaghetti in Folge gewesen. Des Weiteren ging es um das Versagen ihrer Eltern und im Anschluss daran, ob der Literaturnobelpreis an William Golding berechtigt sei, später dann um die Frage, inwieweit Reizwäsche Frauen unterdrücke oder auf eine verrückte Weise sexuell befreie … und irgendwie kamen sie also wieder auf das Essen und vor allem auf das Kochen zu sprechen, und es entspann sich ein wirklich wilder Streit darüber, wer von ihnen beiden öfter am Herd stehe und wer also den anderen ausnütze. Und wieso das Essen im Leben der Menschen – nicht die Ernährung, das war nicht das Gleiche – eine solche Rolle spiele.

Die beiden waren insofern gleichberechtigt, als sie sich gegenseitig gerne vorwarfen, finanziell nicht in der Lage zu sein, diese tägliche *Wer-kocht-heute?-Theater* durch ein *Wohin-gehen-wir-heute-essen?-Theater* zu ersetzen, also einen weitaus kultivierteren Streit darüber zu führen, ob ihnen eher nach chinesisch oder italienisch zumute sei oder es sich anbiete, eines dieser neuen vegetarischen Restaurants aufzusuchen. Derartiges scheiterte einfach an ihrer beider Möglichkeiten. Wobei bei aller Gleichberechtigung der Vorwurf, dass Frank, also der Mann, der Jäger, nicht in der Lage sei, ihnen täglich einen konfliktfreien Restaurantbesuch zu bescheren, schwerer wog. Das heißt, er selbst hielt den Vorwurf, der ihm galt, für gewichtiger als den, den er an Elsbeth richtete.

In Nachhinein betrachtet könnte man sagen, dass hinter diesem Streit über das Kochen eigentlich ein Streit über das Kinderkriegen stand. Die Frage, wer von ihnen, falls sie Nachwuchs bekommen sollten, es sein würde, der die eigene kleine Karriere hintanstellte, um sich um den neuen Menschen zu kümmern. Umso mehr, als ihre finanziellen Verhältnisse es derzeit nun mal nicht zuließen, zu diesem Zweck jemanden anzustellen und zu bezahlen. Und ihnen andererseits eine so simple wie gerechte Teilung so wenig zu behagen schien wie die Aufteilung von Küche und Kochen.

In dem Moment, als nach einem ersten Teller Risotto und einer Diskussion über Genie und Kochen nun ein zweiter Teller vor Frank stand und der feine Dampf hochstieg, da traf ihn der erneut dargebrachte Vorwurf, einfach nicht genug Geld zu verdienen, mit ungemeiner Wucht. Sein Selbstzweifel wurde groß und größer und verwandelte sich in Wut.

Und dann …

Es muss erwähnt werden, dass Frank neben seinem Bürojob auch bildender Künstler war und dass das Zimmer, in dem er und Elsbeth soeben saßen und aßen und stritten, in erster Linie als Atelierraum in einer kleinen Zweizimmerwohnung diente. Überall an den Wänden standen hochformatige Leinwände, die bis zur Decke reichten. Frank arbeitete soeben an einer sehr pastosen Serie, was bedeutete, dass dicke, fette, frische Schichten von Ölfarbe in Form verschmierter Ungetüme die Flächen überzogen. Es stank schrecklich nach Terpentin, aber das merkten die zwei nur dann, wenn sie von draußen nach drinnen kamen. Im Grunde waren sie selbst Terpentin. Sie waren entzündlich.

Und in diesem Moment größter Entzündlichkeit und Wut und im Bedürfnis, etwas zu zerstören, schlug Frank mit der Faust in sein Risotto hinein. Es geschah mit jener erschreckenden Plötzlichkeit, mit der Miniuniversen entstehen. So wuchtig, dass der Teller brach. Vor allem führte die Heftigkeit seines Schlags dazu, dass das klebrige Risotto hochspritzte und sich über den gesamten Raum verteilte, also nicht nur weite Strecken des Plafonds erreichte, um dort im Stil kleiner Stalaktiten hängen zu bleiben, sondern sich vor allem über die vielen, großteils noch frischen Ölbilder verteilte. Und natürlich hatten auch Frank und Elsbeth etwas abbekommen. Nur der Boden schien wundersamerweise fast unversehrt.

Einen Moment lang war es vollkommen ruhig. Hochkonzentrierte Verblüffung. Dann ein Kopfschütteln ihrerseits und ein Lachen seinerseits. Vielleicht auch umgekehrt.

Sie sagte ruhig: »Du bist irre.«

Er antwortete etwas wie, dass es kein Wunder sei, wenn diese Gespräche und Streitereien und diese unentwegte Geschlechterdiskussion und Gelddiskussion einen irre machten. Gleichzeitig war er aufgestanden, um als Erstes die Stückchen von Risotto aus seinem Gesicht, dann aber sofort aus seinen Bildern zu entfernen. Dabei musste er auch auf eine Leiter steigen, um gut an die oberen Bereiche der über zwei Meter hohen Tableaus zu gelangen, konnte in dieser Position immerhin sogleich beginnen, den Plafond zu reinigen. Bei alldem gewann Frank den höchst irritierenden Eindruck, dass die Menge der Risottostückchen auf den Bildern und an der Decke wie auch auf anderen Gegenständen des Raums insgesamt eine viel größere Menge ergaben, als ursprünglich auf dem Teller gewesen war. Gerade so, als hätte seine Wut eine Art von »Vermehrung« geschaffen.

Elsbeth und Frank hatten in der wenigen Zeit, die ihrer Beziehung noch blieb – und jede Beziehung ist ein für sich abgeschlossenes kurzes oder langes Leben –, viele weitere Streitereien und Kämpfe und Diskussionen, aber an die Sache mit dem Risotto dachten sie doch mit einiger Zärtlichkeit. Die vertrockneten und versteinerten, mit Schichten von Staub mumifizierten Stückchen von verklebtem Reis, auf die sie noch Monate danach stießen, waren wie archäologische Fundstücke ihrer turbulenten Verbindung.

Die letzten Körner entdeckte Frank erst ein Jahr später, als mit der Beendigung der Beziehung zu Elsbeth auch der Auszug aus der gemeinsamen Wohnung anstand und er die Bilder aus jener pastosen Phase in ein neues Atelier umquartierte. Als er eines der großformatigen Objekte in seiner Breite umfasste, geriet er mit dem Gesicht ganz nahe an die bemalte Fläche, an einen farblichen Wirbel, der sich zu einem gebogenen Zipfel zuspitzte. Und dort bemerkte er ein aus der getrockneten Ölfarbe herausragendes Konglomerat von Reiskörnern.

Das ist nun dreißig Jahre her, und Frank könnte nicht sagen, wo dieses Bild abgeblieben ist. Keine Frage, ein heutiger Betrachter würde, falls er auf die Idee käme, besagte Stelle genau zu betrachten, eher Sand oder eine bloße Verklumpung der Farbe annehmen und wohl kaum Teile eines dramatisch verspritzten Risottos. Er würde nicht begreifen, sich im Angesicht des absurden Details eines Beziehungsstreits und dessen cholerischer Ausprägung zu befinden.

Frank malt nicht mehr. Es ist als Künstler gescheitert, im Übrigen auch als Büroangestellter, was ihn freilich weniger ärgert. Allerdings ist er ein gar nicht so schlechter Florist geworden, ein Beruf, den er nach eigener Aussage des klingenden Namens wegen gewählt hat. Weniger wegen der Blumen an sich. Und so geschickt er darin ist, Sträuße zu binden, ist er dennoch der Meinung, es wäre richtiger gewesen, ein schlechter Maler zu bleiben, als ein noch so guter Florist zu werden.

Glück

Ganz zum Schluss möchte ich noch weiter zurückgehen als gerade eben, in eine Zeit, da ich selbst elf oder zwölf war, Anfang der Siebzigerjahre. Zu einer Geschichte, in der mehrere Momente des Scheiterns zu einem famosen Kinderglück führten.

Ich bin niemals eine Spielernatur gewesen, damals nicht und später nicht. Weder verstand ich den Reiz, der darin besteht, kleine Figuren trickreich über Bretter zu schieben mit dem Ziel, andere Figuren von diesen Brettern herunterzustoßen, also irgendeine Form von Krieg nachzustellen – *Monopoly* etwa verweist auf den Kampf um und mit Immobilien –, noch begriff ich das Bedürfnis, umständlich viele Karten gleich einem instabilen Fächer in der Hand zu halten und das Glück herbeizufächeln. Roulette wiederum kam mir vor wie der Versuch von Menschen, eine kleine weiße Kunststoffkugel zu hypnotisieren.

Aber man kann natürlich nicht Kind sein und keine Gesellschaftsspiele spielen, angefangen von *Mensch ärgere Dich nicht* (sich von hinten an jemanden heranschleichen und ihm das Genick brechen) über *Mikado* (sich sehenden Auges die Finger brechen), *Mastermind* (sich das Hirn zerbrechen) bis hin zu jenem absurden Verfahren, vollständige Bilder von Tieren und Städten et cetera in viele kleine pfützenartige Teile zu zerschneiden, um sie dann wieder zusammenzusetzen, ein Spiel, das unsere Geduld fördern soll (die Zeit zerbrechen). Oder sich Zwillinge merken.

Ich spielte mit Unlust und pflegte zu verlieren. Wobei die Unlust sicherlich auch in einer intellektuellen Schwäche – einem Problem mit der Logik – begründet war. Es ging zwar nicht so weit, dass man mich zum Arzt oder Psychologen geschickt hätte, aber es fiel auf. Viele, die meine Unfähigkeit bei all den Spielen erlebt hatten, wunderte es später gar nicht, dass ich Schriftsteller geworden war, eine der wenigen Tätigkeiten, die – von der Grammatik und Syntax einmal abgesehen – so ziemlich ohne die Einhaltung von Spielregeln auskommt. Außer man schafft sich die Regeln selbst, indem man etwa, wie Georges Perec es tat, einen Roman ohne die geringste Verwendung des Buchstabens E verfasst (auf der Suche nach anderen Beispielen unterlief mir der hübsche Fehler, zu glauben, ich hätte ein Buch mit dem Titel *Roman ohne ein einziges Wort* entdeckt, dabei war es bloß ein Roman, der *Ohne ein einziges Wort* lautet. Ein Roman ohne ein einziges Wort wäre also noch zu schreiben).

Meine Aversion gegen Gesellschaftsspiele schloss auch die Praxis des Wettens ein, an der mich vor allem störte, dass man – wollte man gewinnen, und darum wurde ja gewettet – weniger einer Sympathie folgte als der Statistik. Also nicht etwa auf seine Lieblingsmannschaft setzte, wenn diese gerade schwächelte, sondern eher auf einen wahrscheinlichen Gewinner. Auf den Champion, nicht auf den Außenseiter. Ganz so wie beim Zusammenstellen von Fußballteams im damaligen Turnunterricht: die pure, entwürdigende Peinlichkeit, wenn zum Schluss immer die kleinen dicken Brillenträger übrig blieben und wie Pappmascheemännchen ins Tor gestellt wurden. Oder beim Quartett, wenn man auf die 250 PS des Mercedes-Benz 300 SEL setzte und nicht auf die 14 PS des Glas Goggomobil 250. Auf den Wolf, nicht auf das Schaf. Obgleich ich mich damals weder als Moralisten noch als Weltretter empfand, spürte ich eine gewisse Solidarität mit den Schafen. Es war etwas an ihnen … Ein Glanz. Ein eigentümlicher Charme der Unterlegenheit.

Als mein Stiefvater mich, den Zwölfjährigen, dazu überredete, ihn zu einem Pferderennen zu begleiten, hinüber nach Baden bei Wien zur dortigen Trabrennbahn, war ich dennoch nicht uninteressiert.

Wir unternahmen also die kleine Reise in den für sein Spielcasino und seine Pferderennen berühmten Kurort. Dass Jockeys in Sulkys sitzen anstatt hoch zu Ross, war mir immer schon lieber gewesen, auch wenn es etwas komisch aussieht, so als würden die Pferde einen kleinen Beamten hinter sich herziehen, wie ich mir vorstellte, dass Kafka einer gewesen war (er war für mich der Inbegriff des Beamten, bevor ich ihn noch gelesen hatte und bevor er für mich zum Inbegriff des ganzen Jahrhunderts wurde). Aber letztlich erschien mir diese Art des Hinter-dem-Pferd-hergezogen-Werdens doch viel akzeptabler, als den Rücken eines Tiers mit der eigenen Last zu beschweren.

Die Atmosphäre auf dem Gelände vor dem großen Oval der Rennbahn hatte etwas ungemein Aufgeheiztes, so als stünde man am Rande eines Lagerfeuers, in dem jedoch nicht irgendwelche Holzscheite, sondern wertvolle Stühle und wertvolle Tische verbrannt wurden. Woraus sich eine überaus noble Hitze ergab. Die noch nobler gewesen wäre, hätte man auch die großen Hüte der Damen ins Feuer geworfen.

Und in dieser Hitze stehend, erklärte mir mein Stiefvater – auch kein großer Sieger, aber ein begabter Blumenmaler – die verschiedenen Wettarten. Sagte mir, wie man auf einen Sieg oder Platz setzen oder eine Zweierwette oder

Dreierwette spielen konnte. Er sprach von Quoten und von den Bewertungen der Pferde, ihrem Geschlecht, Alter, den Gewinnsummen und Kilometerzeiten. Vor allem aber begeisterte mich die Körpergröße der Jockeys. Kein Wort gegen kleine Menschen, aber es erinnerte mich schon sehr an den Zirkus, an das Ungewöhnliche von Körpern, die zu Bewegungen außerhalb der Norm fähig sind. So hat fast jeder Sport auch etwas Zirkusartiges: die ungemein groß gewachsenen Menschen im Basketball, die Gazellengestalten der Langstreckenläufer, die wie in das Cockpit direkt hineingeschnitzten Körper der Autorennfahrer. Die massiven Oberschenkel der Gewichtheber oder die Biegsamkeit der Turner. Und am vielschichtigsten die einzelnen Mitglieder einer Rugbymannschaft, die ihren Positionen entsprechend jegliche Form von Muskularität verkörpern. Als stammten sie alle aus einer Gießerei.

Kleine Jockeys also. Bunte, behelmte Männchen. Und dazu große Pferde. Und natürlich ein Publikum, ohne das dieses Theater einer Platzumrundung keinen Sinn ergeben hätte. Ein Publikum und sein Bedürfnis zu spielen.

Ich hatte eine Zehnschillingmünze in der Tasche. Zehn Schillinge sind heute 0,73 Euro. Damals konnte man für diesen Betrag immerhin fünf Eisschlecker namens *Jolly* oder *Brickerl* oder immerhin zwei *Nogger* erstehen. Und dafür war dieses Geld in meiner Tasche auch gedacht gewesen. Doch als ich das Programmheft der Rennveranstaltung durchblätterte, da hatte ich eine Art von Erweckungserlebnis. Nicht etwa die Erkenntnis, selbst einmal Jockey werden zu wollen. Auch meinte ich nicht, meine Zukunft könnte darin bestehen, später als Wettprofi aufzutreten. Und doch drängte es mich, eine solche Wette abzuschließen. Meine zehn Schilling – immerhin mein gesamtes Taschengeld – symbolhaft und gegen jeden Verstand auf ein Pferd zu setzen, das ohne irgendeine Chance war.

Es war zuerst der Name, der mir auffiel. Beinahe grotesk, weil ja die meisten Rennpferde Namen tragen, die ihre Stärke und Schönheit betonen und ihren Siegeswillen beschwören. Dieses Pferd hingegen … ich mag keinen Arm darauf verwetten, meine mich aber zu erinnern, dass man es nach einem Fachbegriff in der Musik benannt hatte. Ein Zufall, dass ich eben erst im Musikunterricht davon gehört hatte: *calando.* Was einen Tempowechsel bezeichnet, wenn nach einer raschen, kräftigen Passage die Musik leiser und langsamer wird. Leiser und langsamer! (Vielleicht hieß das Pferd auch *Adagio*, was aber wenig daran geändert hätte, ein schlechtes Omen zu sein.)

Calando also. Calando, das Pferd. Wenn es je einen Außenseiter gegeben hat, hier war er. Der Hengst verfügte innerhalb des Rennfelds über die absolut schlechteste Kilometerzeit und keinerlei Gewinnsumme und wurde mit einer Quote von 200:1 geführt.

Für das Kind, das ich war, besaß dieses Verhältnis etwas sehr Bildhaftes. Ich stellte mir vor, wie sich ein einzelner Mann zweihundert Gegnern gegenübersah oder wie auf ein einziges Schuljahr zweihundert Prüfungen fielen.

Gegen diese zweihundert Prüfungen wollte ich meine zehn Schillinge setzen. Ich werde nie vergessen, wie ich meine silbrige Münze aus der Tasche holte, die damals wirklich noch aus Silber war, bevor sie dann wenig später allein aus Kupfernickel geprägt wurde. Auf der Vorderseite war eine Frau mit Haube zu sehen, eine sogenannte Wachauerin: edel, würdig, auf eine griechische Weise österreichisch. Wenn ich mir die heutigen Euromünzen im Vergleich dazu anschaue, habe ich das Gefühl, den Auslöseknopf für die Sprengung eines Raumschiffs in der Hand zu halten.

So bat ich also meinen Stiefvater, der stets Dreierwetten spielte, darum, für mich, den stark Minderjährigen, meine zehn Schillinge auf den Sieg dieses einen Pferds zu setzen.

Er warnte mich, verwies auf die Aussichtslosigkeit meines Unterfangens. Ich sagte ihm, es handle sich um etwas anderes.

»Und zwar?«

Ich kannte damals das Wort »Karma« noch nicht, meinte aber etwas Ähnliches, als ich ihm erklärte, es gehe mir ums Prinzip. Ich wolle unbedingt auf das schlechteste aller Pferde setzen, auf einen ewigen Verlierer. Fast reizte mich zu sagen – erzogen in einer atheistischen Familie –, auf Gott setzen zu wollen.

Mein Stiefvater nahm dies mit einem ungläubigen Lächeln hin und erfüllte mir meinen Wunsch. Vorher aber sahen wir uns das Pferd an. Das eigentliche Wunder bestand darin, dass dieser Gaul überhaupt an einem solchen Rennen teilnehmen durfte. Er wirkte so viel kleiner und schwächer als die anderen. Sein gebeugter Ausdruck erinnerte mich an jene traurigen Geschöpfe, die ich aus dem Wiener Wurstelprater kannte, einem Vergnügungspark, wo Eltern ihre Kinder auf die Sattel von Ponys hievten. Dort saßen sie dann wie lebende Lachsäcke oder mit erstarrter Miene und irgendein nicht minder armer Mensch führte die Pferde im Kreis herum.

Ich weiß noch, wie mich der Anblick dieses Tiers, auf das ich zehn Schilling zu setzen gedachte, an den Umstand erinnerte, dass aus Pferden nicht zuletzt Leberkäs hergestellt wird.

Aber ich bestand auf meiner Wette. Auf meiner Wette gegen alle Wahrscheinlichkeit.

Ich kann jetzt wirklich nicht mehr sagen, ob die Pferde mittels Bändern auf die Piste gelassen wurden oder ein Autostart erfolgte, und ich kann auch nicht sagen, wie gut oder schlecht *mein* Pferd ins Rennen ging, aber ich weiß noch, wie nach der Hälfte der Strecke eine Unruhe unter den Zusehern spürbar wurde. Etwas schien nicht zu stimmen.

Ganz und gar nicht. Zwar befanden sich an den ersten drei Positionen jene Favoriten, auf die wohl auch in den meisten Mehrfachwetten getippt worden war, aber gleich dahinter lag ein Pferd, mit dem nun niemand gerechnet hatte.

Ich sah, dass mein Stiefvater, der ein Fernglas gegen seine Augen hielt, den Mund offen hatte. Aus diesem Mund hauchte er einen Ton der Verblüffung. Und diesem Ton folgte ein salbungsvolles *Unglaublich!*.

Da nun die Pferde in die Zielgerade einbogen – gleich der Bewegung einer Diskusscheibe –, kam zur Unruhe des Publikums die pure Angst. Die Angst der Freunde der Dreierwette, die das Trio an der Spitze in Gefahr sahen. Und zwar sehr zu Recht. Denn mein 200:1-Außenseiter tat das, wozu Außenseiter eigentlich auf der Welt sind, uns, den Menschen, die Existenz des Nicht-für-möglich-Gehaltenen in Erinnerung zu rufen. Also etwas, was höchstwahrscheinlich am Anfang von allem stand.

Klar, Spieler kümmert das wenig. Das reine Entsetzen setzte ein – Rufe wie *Schiebung!*, *Schweinerei!*, *Betrug!* und sehr viel Schlimmeres gegen Pferd und Reiter Gerichtetes –, als nun Calando mit einem enormen Speed außen an den drei führenden Pferden vorbeiging und entgegen seinem Namen überhaupt nicht langsamer wurde. Mit dem Vorsprung eines ganzen Pferdekopfes ging er durchs Ziel.

Fassungslosigkeit und Wut auf den Rängen!

Und inmitten dieser Wut stand ich, der stark Minderjährige, den die Umstehenden wohl für geistig behindert hielten, weil ich entgegen all der Schmähungen und Buhrufe einen begeisterten Jubel anstimmte. Ich sah den finsteren Blick der Leute auf mich gerichtet, bevor sie alle dann ebenso finster hoch zur Tafel sahen. Einer Tafel, die den offiziellen Zieleinlauf anzeigte und keinen Zweifel mehr darüber ließ, was hier geschehen war und sich nicht mehr ändern ließ.

Wie dies üblich ist, lenkte der Reiter sein Siegerpferd in eine Ehrenrunde und kam auf diese Weise zurück auf die Zielgerade und damit an den Tribünen vorbei. Erneut hob der Protest an, Vorwürfe der Schiebung, Anzüglichkeiten der üblen Art. Eigentlich hätte mein Stiefvater das Gleiche tun müssen, wie ich das Jahre später bei dem mir anvertrauten Jungen unternahm, indem ich ihm die Ohren zuhielt. Doch stattdessen begaben wir uns hinunter zur Absperrung und damit nahe an die Piste, damit ich Pferd und Reiter lautstark gratulieren konnte.

Und wirklich, der Jockey – in meiner Erinnerung schien er merkwürdig alt – bemerkte meinen Jubel und winkte mir in der kaiserlich-jovialen Manier eines Monarchen zu. Hinter und neben mir die Schmähungen. Er aber lächelte. Und allein dieses Lächeln wäre in der Lage gewesen, zweihundert von was auch immer in die Flucht zu schlagen.

Ist das übertrieben?

Nun, Faktum war auch, dass ich dank dieser gegen jeglichen Verstand gerichteten Wette, aber ganz im Sinne einer Tugend, die wir Courage nennen, zweitausend Schillinge gewonnen hatte. Für mich ein Betrag auf dem Niveau eines Banküberfalls.

Dieses Geld war nun aber nicht der Beginn einer ökonomischen Karriere, indem ich es sinnvoll investierte wie andere, die auf der Basis solcher Gewinne später ihre erste Million machen. Genau weiß ich es nicht mehr, aber das Geld verschwand einfach, wahrscheinlich Eis für Eis, Zuckerstange für Zuckerstange, Comic-Heft für Comic-Heft, wobei ich wohl auch auf die aus irgendeinem elterlichen Grund verbotenen sogenannten Cola-Fläschchen nicht verzichtete. Vielleicht auch erlaubte ich mir Großzügigkeit gegenüber anderen. Aber das ist bei dieser Geschichte einfach nicht wichtig, und selbst wenn ich das Geld am gleichen Tag im Zuge anderer dummer Wetten wieder verloren hätte. Was ich empfand, war … nun, es war einfach größer als alles andere, größer als das Gewinnen und das Verlieren, als Triumph und Niederlage. Es war die Gunst der Liebe. Weil ich wusste, dass mein Herz keinen Deut weniger für dieses Pferd und diesen Reiter geschlagen hätte, wären die beiden als Letzte durchs Ziel gegangen. Die Entscheidung war die richtige gewesen, bevor dieses Rennen begonnen hatte.

Es gibt Siege, die sind nichts anderes als verwandeltes Scheitern.

Danksagung

Da mir durchaus bewusst ist, dass manche Menschen als Erstes die *Danksagung* eines Buchs lesen und sich dann erst entscheiden, ob sie das Buch selbst auch wagen wollen, hier eine Danksagung in Form dreier Listen, in denen die Texte, Filme und Kunstwerke aufgeführt sind, die mir halfen, auf einen grünen Zweig zu kommen.

Die Leseliste

- Max Frisch, *Tagebuch 1946–1949*, suhrkamp eBook, Frankfurt am Main 2011
- Friedrich Torberg, *Der Schüler Gerber*, dtv, München 1973 bis 1982
- Friedrich Dürrenmatt, *Das Versprechen*, Diogenes, Zürich 1985
- Samuel Beckett, *Worstward ho. Aufs Schlimmste zu*, Suhrkamp, Frankfurt am Main 2002
- Robert Burton, *Anatomie der Melancholie*, Dieterich'sche Verlagsbuchhandlung, Mainz 1988
- Ludwig Wittgenstein, *Tractatus logico-philosophicus*, Suhrkamp, Frankfurt am Main 2003
- Heinrich Steinfest, *Nervöse Fische*, Piper, München/Zürich 2004
- Bettina Stangneth, *Lügen lesen*, Rowohlt, Reinbeck bei Hamburg 2017
- Thomas von Kempen, *Das Buch von der Nachfolge Christi*, nach der Übersetzung von Johann Michael Sailer, Reclam, Ditzingen 2010

- Jakop van Hoddis, *Weltende. Gesammelte Dichtungen*, herausgegeben von Paul Pörtner, Arche, Zürich 1958
- *Die ideale Lesung*, herausgegeben von Klaus Siblewski und Hanns-Josef Ortheil, Dieterich'sche Verlagsbuchhandlung, Mainz 2017
- Edmund Mach, *Meine abenteuerlichen Schriften*, herausgegeben von Uwe Schütte, Picus, Wien 2009
- Renate Becker, *Das ängstliche Selbst*, Essay, GESTALT ZEITUNG 2018, 31. Ausgabe
- Thomas Bernhard, *Der Untergeher*, Suhrkamp, Frankfurt am Main 1983
- Franz Kafka, Vor dem Gesetz, aus *Die Erzählungen*, herausgegeben von Roger Hermes, S. Fischer, Frankfurt am Main 1996

Die Filmliste

Zu einer Leseliste gehört in diesem Buch natürlich auch eine Filmliste, die dann eigentlich Schauliste heißen müsste.

- *Deep Water*, Dokumentarfilm von Jerry Rothwell und Louise Osmond, 2006
- *Es geschah am hellichten Tag* (nach einer Idee von Friedrich Dürrenmatt), Ladislao Vajda, 1958
- *The Pledge* (nach einem Roman von Friedrich Dürrenmatt), Sean Penn, 2001
- *Unbreakable*, M. Night Shyamalan, 2000
- *Hannah und ihre Schwestern*, Woody Allen, 1986
- *The Meyerowitz Stories (New and Selected)*, Noah Baumbach, 2017
- *Galaxy Quest*, Dean Parisot, 1999
- *Mon Oncle*, Jacques Tati, 1958
- *Blade Runner*, Ridley Scott, 1982
- *Black Butterfly*, Brian Goodman, 2017
- *Shining*, Stanley Kubrick, 1980
- *Secret Window*, David Koepp, 2004
- *Die letzte Nacht des Boris Gruschenko*, Woody Allen, 1975
- *2001: Odyssee im Weltraum*, Stanley Kubrick, 1968
- *Being John Malkovich*, Spike Jonze, 1999

Die Bilderliste

Und hier die Bilderliste, also eine zweite Schauliste, die – wie passend zum Thema des Scheiterns – mit einem Gemälde beginnt, von dem man schon lange nicht mehr weiß, wo es sich befindet.

- Caspar David Friedrich, *Ein gescheitertes Schiff auf Grönlands Küste im Wonne-Mond*, Öl auf Leinwand, 1822, gilt seit 1868 als verschollen
- Caspar David Friedrich, *Das Eismeer*, Öl auf Leinwand, 1823/1824, Hamburger Kunsthalle
- Piet Mondrian, *Komposition in Weiß, Rot und Blau*, Öl auf Leinwand, 1936, Staatsgalerie Stuttgart
- Käthe Kollwitz, *Ruf des Todes*, Kreidelithographie, 1937, Käthe Kollwitz Museum Köln
- Alfred Kubin, *Der Krieg*, Tusche, laviert, gespritzt, 1907, Albertina, Wien
- Leonardo da Vinci (zugeschrieben), *Salvator Mundi*, um 1500, angeblich Louvre Abu Dhabi (neuerdings angeblich Megajacht *Serene*)
- Joseph Kosuth, *... daß diese Furcht zu irren schon der Irrtum selbst ist. G. W. F. Hegel*, 1993, Leuchtschrift auf der Fassade des Stuttgarter Hauptbahnhofs
- Franz Kafka, *Mann, Eingezäunt*, Zeichnung (Skizze), um 1905, Archiv Klaus Wagenbach
- Michelangelo Buonarroti, *David*, Marmor, zwischen 1501 und 1504, Galleria dell'Accademia, Florenz
- Kasimir Malewitsch, *Das schwarze Quadrat*, 1915, Tretjakow-Galerie, Moskau
- Pieter Bruegel der Ältere, *Turmbau zu Babel* (Wiener Version), Öl auf Eichenholz, 1563, Kunsthistorisches Museum, Wien
- Christo und Jeanne-Claude, *Surrounded Islands*, Kunstprojekt, 1983, Biscayne Bay, Florida
- Yves Klein, *Blaue Schwammreliefs im MiR* (Musiktheater im Revier in Gelsenkirchen), 1957 bis 1959, sowie in Zusammenarbeit mit Walter Ruhnau nie realisierte Entwürfe für einen *Feuer-Wasser-Luft-Platz* auf dem Theatervorplatz